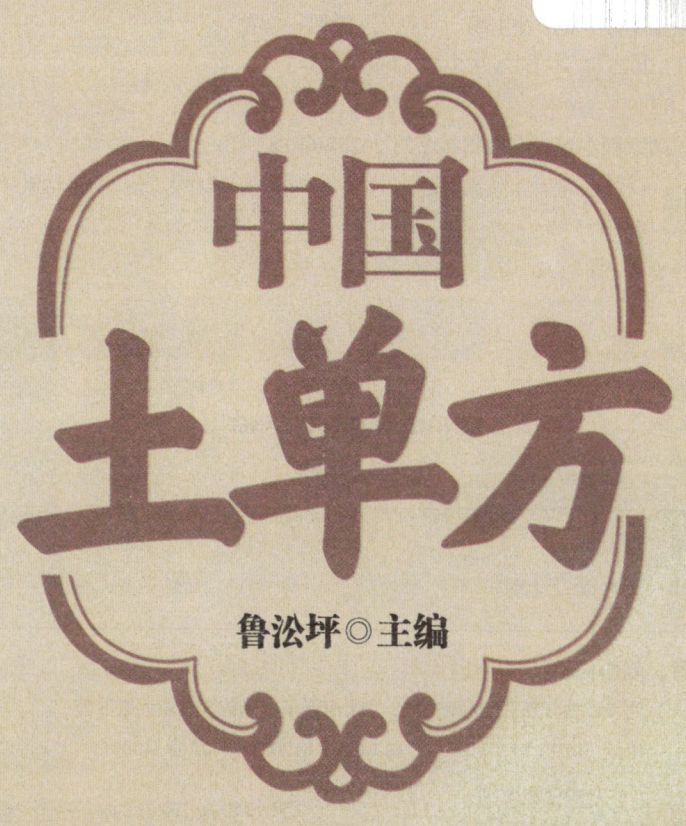

中国土单方

鲁泩坪◎主编

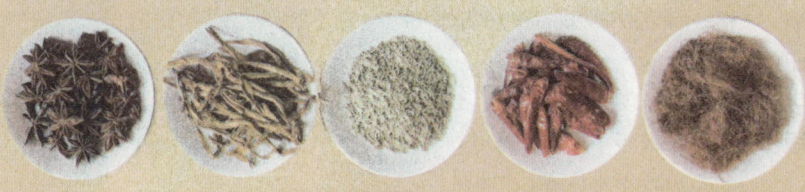

陕西新华出版

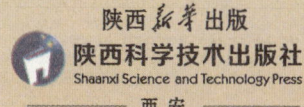

陕西科学技术出版社
Shaanxi Science and Technology Press

—— 西安 ——

图书在版编目（CIP）数据

中国土单方 / 鲁泓坪主编 . -- 西安 : 陕西科学技
术出版社 , 2025. 4. -- ISBN 978-7-5369-9215-3

Ⅰ . R289.5

中国国家版本馆 CIP 数据核字第 2025W6E882 号

中国土单方
ZHONGGUO TUDANFANG

鲁泓坪　主编

责任编辑　付　琨
装帧设计　天之赋设计室

出 版 者　陕西科学技术出版社
　　　　　西安市曲江新区登高路 1388 号陕西新华出版传媒产业大厦 B 座
　　　　　电话（029）81205187　传真（029）81205155　邮编 710061
　　　　　http://www.snstp.com

发 行 者　陕西科学技术出版社
　　　　　电话（029）81205180　81205178

印　　刷　三河市天润建兴印务有限公司
规　　格　640mm × 920mm　16 开本
印　　张　10
字　　数　120 千字
版　　次　2025 年 4 月第 1 版
　　　　　2025 年 4 月第 1 次印刷
书　　号　ISBN 978-7-5369-9215-3
定　　价　48.00 元

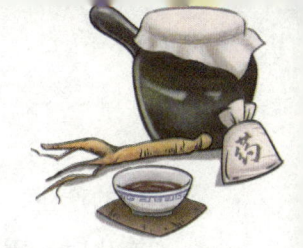

前 言

　　土方，指的是在民间广泛流传，且未被收录于专业医药著作当中的药方。单方，则是由单味药制成的药剂，它是与复方相对的概念（复方指的是由两种或两种以上药物混合制成的药剂，这些药物可以是中药、西药，或者是中西药混合的形式）。由此不难理解，所谓土单方，即指那些在历代民间一直流传，且未被记载于专业医药著作中的单味药制剂。

　　在我国，运用单味药物或食材等进行防病治病的历史源远流长，其确切的疗效已深入人心。古往今来，医者们一直重视并倡导"精方简药"的理念，民间也流传着"单方一味，气死名医"的说法。为了系统地归纳和整理这些珍贵的民间医药宝藏，同时也为了给广大患者提供便利，我们组织专业人员精心编写了这本《中国土单方》，旨在尽可能全面地收录相关内容并确保其实用性，从而真正造福于百姓大众。

　　温带、热带、寒带的地域差异，春、夏、秋、冬的季节更迭，二十四节气带来的气候变化，以及早晚之间的温差；今天身处中国，明天又可能远在美国或欧洲；人在有冷气的室内是凉爽的，一出门却要面对酷暑；饮食每天、每餐都在变化；还有七情六欲所带来的刺激。每个人的身体对于气候、环境、饮食、情绪等方面变化的感应，会随着年龄的增长而有所不同（比如有的动物寿命只有三五年，有的能活十几年；而人类的寿命则是几十年，甚至可达百年）。疾病的产生，源于人体在面对上述环境、气候、饮食、情绪等方面的变化时，因无法适应而产生了异常变化，从而导致患病。所以，治疗疾病的关键就在于通过用药来调节这些变化，使身体达到平衡适应的状态，进而实现痊愈。由此可见，治病一定要做到对症下药。

当然，药物的功效能够治病，但这并不意味着一定有益于健康。用药不当不仅可能对身体造成更严重的损害，甚至可能危及生命。因此，任何药物都有其特定的适用症状和禁忌。

中医理论中，中药的运用蕴含着疾病六经传变、阴阳五行相生相克的道理。某种药物可能对甲患者有效，却未必适用于乙患者；而对乙患者有效的药物，对丙患者也可能并不合适。对甲而言的救命良药，有时却可能成为乙的致命毒药。由此可见，药物既能治病救人，也可能对人体造成伤害，甚至致人死亡。

中医注重根据患者的具体症状和体征进行辨证论治。因此，书中所记载的药方，读者在使用时务必结合自身实际情况，谨慎考量后再决定是否采用。尤其是对于病情较为严重的患者，务必及时前往医院就诊，接受专业的医疗诊断和治疗。

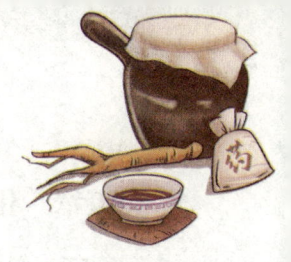

目 录

第一章
清热药与土单方

　　清热药是以清解里热为主要作用的药物。里热一般指外感六淫之邪引起高热、面红目赤、口渴引饮、烦躁、小便短赤等症状的热象表现，有在气分，有在血分。还有湿温、疫毒、疮疡等亦有发热，凡此皆在本类药物治疗范围。此外，阴虚、暑邪之发热的治疗分别列入滋阴、祛暑药内。本类药分清热泻火、清热凉血、清热解毒、清热燥湿4类。

　　由于疾病兼杂不同，本4类药物亦往往相配为用，或与其他类药物配用：如气分血分皆热者，清热泻火与清热凉血药同用；热毒、疔疮等有时上述4类药物同用；里热兼有表证者，配解表药表里同治；脏腑火邪须根据其特点随证选配。

　　本类药物性属寒凉，易损伤阳气，故对阳气不足者慎用，真寒假热的阴盛格阳者忌用。

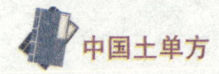

一、清热泻火药与土单方

01 决明子

本品为豆科植物草决明的种子。

【处方用名】决明子、草决明。

【性味归经】性微寒，味甘、苦、咸。入肝、肾经。

【功能主治】清肝泄热，疏风明目。本品苦寒泄热、甘咸益阴，既清肝火、疏风热，又滋肾阴，为治肝胆郁火或上焦风热所致的目赤肿痛的常用药，并可用于目涩羞明多泪、青盲内障等头风目疾及肝阳上扰的头晕目眩。以其苦寒降泄之功能，有润肠通便作用。

【用法用量】一般用量 10 ~ 15 克，水煎服。

⊙ 常用单方 ⊙

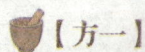 【方一】

决明子适量。

【用法】每天取上药 20 克，用开水 500 毫升冲泡后代茶饮用。

【功能主治】降血脂。主治高脂血症。

【疗效】据王靖报道，在基本不改变饮食习惯和不加其他降脂药的情况下，应用本方治疗 24 例，取得明显疗效。可使高胆固醇和高甘油三酯显著下降。

【来源】辽宁中医杂志，1991，18（7）：29

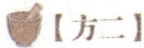【方二】

决明子适量。

【用法】取上药炒，再将其打碎，备用。每次取 10～15 克，水煎 10 分钟左右，冲入蜂蜜 20～30 克搅拌，每晚 1 剂，或早晚分服，亦可当茶饮。

【功能主治】泻下通便。主治习惯性便秘。

【疗效】据彭静山报道，应用本方治疗 16 例，治愈 12 例，有效 4 例。

【来源】辽宁中医杂志，1983（6）：33

【方三】

生草决明 300 克。

【用法】每次取上药 25～50 克，开水冲泡，代茶饮用。或研成粉末，每次 25 克，每天 2 次，开水冲服。

【功能主治】软坚散结。主治男性乳房发育症。

【疗效】据刘民元报道，应用本方治疗 12 例，均于 35 天内全部痊愈。

【来源】浙江中医杂志，1993（9）：415

02 栀子

本品为茜草科植物栀子的果实。

【处方用名】栀子、生栀子、栀子炭、山栀子。

【性味归经】性寒，味辛。入心、肺、肝、胆、三焦经。

【功能主治】泻火除烦，凉血解毒，利尿利胆。本品苦寒降泄，轻清上行，表里有热可起双解之效。能泻心、肺、胃火而除烦止呕，且能去肌肤之热，清泄三焦湿火。取其解毒利尿效能，可治黄疸；以其凉血解毒作用，可治血淋、疮疡。习惯上

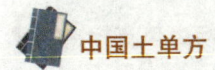

止血多炒用，和胃止呕多姜制。

【用法用量】一般用量 3～10 克，水煎服。外用适量。

⊙ 常用单方 ⊙

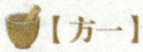【方一】

生栀子 30～50 克。

【用法】取上药，研为细末，用鸡蛋清 1 个，面粉和白酒适量，调成糊状。贴在扭伤部位，用草纸或棉垫、布料覆盖，绷带固定。于扭伤当天敷药后休息，次晨取掉，不必辅用其他疗法。

【功能主治】消肿止痛。主治扭、挫伤。

【疗效】据吕明珠报道，应用本方治疗 300 例，经 1 次治愈者 298 例，情况不详者 2 例。一般敷药次晨即可消肿止痛，个别患者局部留有少许瘀斑，数天后可自行消失。本方对陈旧性损伤治疗较差，2～5 天内扭伤者效果较佳。有骨折者当另作处理。

【来源】四川中医，1988（2）：44

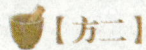【方二】

生栀子 9 克。

【用法】取上药，研碎，浸入 70% 的酒精或白酒中，浸泡 30～60 分钟，取浸泡液与适量的面粉和匀，做成 4 个如 5 分钱币大小的面饼。睡前贴压于患儿的双侧涌泉穴和双侧内关穴，外包纱布并用胶布固定，次晨取下，以局部皮肤呈青蓝色为佳。

【功能主治】清热泻火，凉血解毒。主治小儿发热。

【疗效】据方红等报道，应用本方治疗 50 例，均获痊愈。其中治疗 1 次退热者 22 例，2 次退热者 18 例，3 次退热者 10 例。

【来源】陕西中医，1991（1）：554

03 石膏

本品为含水硫酸钙纤维状结晶聚合体的矿石。

【处方用名】生石膏、煅石膏。

【性味归经】性大寒，味辛、甘。入胃、肺。

【功能主治】清热泻火，解肌除烦。本品味辛性寒，质重气浮。性寒能泻火，味辛气浮外走能解肌肤邪热。为清解气分实热的要药。多用于热在气分、壮热烦渴、发斑；肺热喘咳；胃热上攻的头痛、牙痛等。煅用有收敛生肌、保护疮面作用，可用于湿疹、疮病多脓、烧伤等症。

【用法用量】一般用量 15～60 克，水煎服。

⊙ 常用单方 ⊙

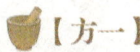【方一】

生石膏粉 500 克。

【用法】取上药，加桐油 150 毫升，盛于干净器皿内，反复搅拌，调和成面团状备用。确诊患者，可立即将桐油石膏调和剂直接敷于腹部。单纯性阑尾炎以麦氏点（即肚脐与骨盆右侧前突出点连线的中外 1/3 交界处）为中心敷药，敷药面应超过压痛范围以外 5～10 厘米；化脓性阑尾炎一般应超过压痛范围 5～10 厘米；形成弥漫性腹膜炎的患者，外敷范围上平剑突，两侧至腋中线，下至耻骨联合，敷药厚度均以 2 厘米为宜，敷药后用塑料薄膜及布料分层包裹。每 24 小时更换 1 次，连续使用，直至患者基本痊愈后，仍继续使用 3～5 天。敷药的同时，可根据病情配合西药对症处理。

【功能主治】解毒消炎。主治阑尾炎。

【疗效】据董富银报道，应用本方治疗 220 例，有效率达 91%。

【来源】中西医结合杂志，1988，8（9）：569

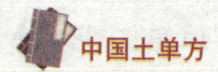

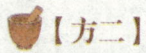【方二】

生石膏 250 克。

【用法】取上药，研为细末，加桐油 100 毫升，调成糊状。均匀地敷于患处，包扎，每天换药 1 次。如有溃破须将伤口敷平。换药时先用15％的温盐开水洗净患处。冬季桐油黏稠，需与生石膏粉多次搅拌，切勿加热熔化，以免变质影响疗效和引起急性皮炎。

【功能主治】清热活血。主治血栓闭塞性脉管炎。

【疗效】据张樟进报道，应用本方治疗本病有效，对破溃者效果尤佳。

【来源】上海中医药杂志，1984（2）：23

二、清热燥湿药与土单方

01 黄连

本品为毛茛科植物黄连的根茎。

【处方用名】黄连、川连、鸡爪黄连、雅连。

【性味归经】性寒，味苦。入心、肺、胆、胃、大肠经。

【功能主治】清热燥湿，泻火解毒。本品大苦大寒，为泻实火、解热毒的要药。尤长于泻心胃实热，止湿热痢疾。常用于温热病邪热炽盛的壮热烦渴、神昏、躁扰不宁。对温热痢疾、下痢脓血、实热疮疡肿毒及湿疮瘙痒亦有显著疗效，亦为火毒目赤的常用之品。

【用法用量】一般用量 2～10 克，水煎服。外用适量。

◉ 常用单方 ◉

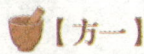 【方一】

黄连素适量。

【用法】取上药。每次 0.4 克，每天 3 次，口服，连服 1~3 个月为 1 个疗程。

【功能主治】清胃泻火，降糖止渴。主治 2 型糖尿病。

【疗效】据王敬光报道，应用本方治疗 30 例，除 5 例效果不明显外，其余 25 例病人的血糖均在 1~3 周内逐步下降，血清胰岛素较治疗前显著上升，"三多一少"症状消失，体力增加。

【来源】河北中医，1990，12（3）：10

【方二】

黄连 10 克。

【用法】取上药，用开水 250 毫升浸泡，冷却备用。洗净患脚，用消毒棉签蘸药液搽之，每天早晚各 1 次。如有剧痒，可用药液棉签擦洗，不得以手指乱搔。治疗期间，必须保持患处清洁干燥，不穿胶鞋，多穿布底鞋。

【功能主治】燥湿止痒。主治脚湿气。

【疗效】据李国呈报道，应用本方治疗 23 例，治愈 22 例，显效 1 例。用药时间 5~11 天。

【来源】湖北中医杂志，1988（2）：56

02 黄芩

本品为唇形科植物黄芩的根。

【处方用名】黄芩、子芩、酒芩、炒黄芩、淡黄芩、黄芩炭。

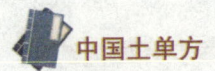

【性味归经】性寒，味苦。入心、肺、肝、胆、大肠经。

【功能主治】清热燥湿，止血，安胎。本品苦能燥湿，寒能清热，为清泻实火的常用药，尤以清肺火为多用。可用于热病高热烦躁、肺热咳嗽及疮疡痈肿及肠胃湿热泄痢、痞满、小便短赤、淋沥涩痛，又用于治有热之胎动。炒用止血，可用于火盛迫血妄行的吐血、衄血、便血、崩漏等症。

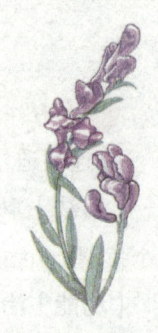

【用法用量】一般用量 5 ~ 15 克，水煎服。

◉ 常用单方 ◉

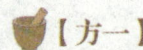【方一】

黄芩 30 ~ 40 克。

【用法】取上药，加水煎成 200 ~ 400 毫升。分次频服。

【功能主治】清热安胎止吐。主治妊娠呕吐。

【疗效】据刘昭坤报道，应用本方治疗 274 例，有效率达 97.45%。

【来源】新中医，1993（12）：47

【方二】

生黄芩适量。

【用法】取上药，选里外坚实、色黄微绿者（即子芩），整条洗净，刮去皮，用米泔水浸泡一夜，次日炙干。如此浸炙 7 次，然后研为细末，用醋糊为丸如绿豆大，晾干，装瓶备用。每天取 70 丸，分早晚各服 1 次，空腹温开水送下。

【功能主治】清热调经。主治妇女更年期月经紊乱。

【疗效】据张红玉等报道，应用本方治疗 42 例，有效率达 95%。

【来源】四川中医，1992（4）：35

03 苦参

本品为豆科植物苦参的根。

【处方用名】苦参。

【性味归经】性寒，味苦。入心、脾、肾经。

【功能主治】清热燥湿，杀虫利尿。本品苦寒沉降，既能清热燥湿杀虫，又可通利小便。适用于热痢便血、湿热疮毒、疥癣、麻风、周身风痒及黄疸尿闭、阴痒带下等湿热疾患。取其清肾火的功效，亦可治遗精、滑精。

【用法用量】一般用量 3~6 克，水煎服；外用适量。皮肤病者使用本品，多煎汤熏洗，或煎水坐浴。

◎ 常用单方 ◎

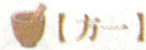【方一】

苦参适量。

【用法】取上药，研为细粉，装瓶备用。每次 1 克，每天 4 次，口服。

【功能主治】清热燥湿止痢。主治急性细菌性痢疾。

【疗效】据张守芳报道，应用本方治疗 33 例，痊愈 32 例，仅 1 例无效。

【来源】中草药通讯，1977（2）：30

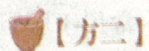【方二】

苦参 500 克。

【用法】上药加冷水 1000 毫升，泡 12~20 小时，煎 1 小时，取汁 400~600 毫升；加水 1000 毫升，煎取 300~500 毫升，再加水 1000 毫升，煎取 500 毫升。将 3 次煎汁混合，浓缩成 1000 毫升，加糖适量。成人每次 20 毫升，小儿每次 5~15 毫升，睡前 1 次口服。

【功能主治】清心安神。主治失眠。

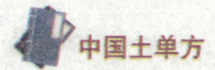

【疗效】据重庆红十字会医院儿科报道，应用本方治疗 101 例，有效率达 95%。本方对感染性疾病引起的失眠效果较好。

【来源】中草药通讯，1979（2）：38

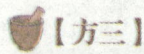【方三】

苦参 300 克。

【用法】取上药，加冷水 1000 毫升，煎煮取汁 500 毫升，如法再煎 2 次。将 3 次煎汁混合，浓缩成 1000 毫升，加单糖浆适量调味，装瓶备用。每次 50 毫升，每天上下午各服 1 次，连服 2～4 周。

【功能主治】宁心复脉。主治早搏。

【疗效】据胡克报道，应用本方及苦参片剂治疗频发室性早搏 32 例，总有效率达 90.6%。经比较，煎剂的疗效较好。

【来源】新医药学杂志，1978（7）：41

04 龙胆草

本品为龙胆科植物龙胆的根。

【处方用名】龙胆草、龙胆、胆草。

【性味归经】性寒，味苦。入肝、胆、膀胱经。

【功能主治】泻肝胆实火，清下焦湿热。本品苦能燥湿，寒可清热，性沉而降，功专泻肝胆实火，清下焦湿热。常用于肝胆实火或下焦湿热所致的目赤肿痛、胸胁刺痛、咽喉肿痛、耳聋耳肿、黄疸、惊风抽搐及阴囊肿痛、淋浊带下、湿疹疮毒以至肝火头痛等症。

【用法用量】一般用量 2～6 克，水煎服。外用适量。

◎ 常用单方 ◎

龙胆草 15 克。

【用法】取上药，洗净，加水250毫升煎后取煎液，加适量氯化钠洗眼，每天3～4次。

【功能主治】清肝泻火。主治急性结膜炎。

【疗效】据钟玉坤报道，应用本方治疗89例，其中85例用药1～2天痊愈，仅4例无效。

【来源】新医药学杂志，1974（8）：374

05 黄柏

本品为芸香科植物黄柏去粗皮的树皮。

【处方用名】黄柏、关黄柏、川黄柏。

【性味归经】性寒，味苦。入肾、膀胱经。

【功能主治】清热燥湿，泻火解毒。本品苦寒降泄，清热燥湿，且以泻肾火、清下焦湿热为专长。常用于治热痢泄泻、黄疸、淋浊、小便淋漓涩痛、下肢湿热肿痛及皮肤湿疮。以其泻肾火坚阴的效能，常配滋阴降火药，用于治阴虚骨蒸劳热、盗汗、遗精等。

【用法用量】一般用量6～10克，水煎服。外用适量。

◎ 常用单方 ◎

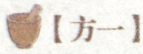【方一】

黄柏30克。

【用法】取上药，用清水洗净，加水200毫升，煎取50毫升。将脚洗净，用浸过药液的脱脂棉将患趾四周包裹，外用塑料薄膜包扎，胶布固定。

【功能主治】消炎止痛。主治甲沟炎。

【疗效】据李树滋报道，应用本方治疗本病有效，一般经包扎2天

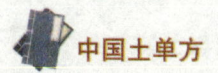

即可痊愈。

【来源】山东中医杂志，1991（2）：56

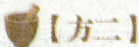【方二】

黄柏50克。

【用法】取上药，放入食用醋精200毫升中浸泡6~7天，纱布过滤，滤液分装于5毫升小瓶中备用。用时将患处用温水洗净，用竹签蘸药液点擦患处。涂药部位呈灰白色，这是该药高浓度的醋精脱水作用，使其患部萎缩，加之角质剥落溶解的协同作用，使患处苔藓样鳞屑脱落。如连用1~2周，苔藓样鳞屑脱落、结痂，新的皮肤长出，即为痊愈。

【功能主治】清热燥湿，解毒疗疮。主治神经性皮炎。

【疗效】据李庆有等报道，应用本方治疗36例，痊愈19例，显效12例，好转4例，无效1例。

【来源】中医外治杂志，1995（1）：8

三、清热凉血药与土单方

01 赤芍

本品为毛茛科植物草芍药的根。

【处方用名】赤芍、赤芍药。

【性味归经】性微寒，味苦。入肝、肺、脾经。

【功能主治】凉血活血，消瘀散肿。本品苦寒降泄，既凉血清血分实热，又活血散血中瘀结，为活血调经、散瘀止痛的常用药。可治血热的吐衄、经血不调，肝火上炎的目赤肿痛，血瘀的经闭、痛经及跌打损伤、瘀积作痛，并可治疗疮疡肿毒。

【用法用量】一般用量 6 ~ 15 克，水煎服。

◎ 常用单方 ◎

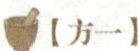【方一】

赤芍 100 克。

【用法】取上药，与丹参 30 克，加水煎煮 2 次，合并滤液，浓缩得 400 毫升。每次 200 毫升，每天 2 次，口服，每天 1 剂，10 天为 1 个疗程。

【功能主治】活血散瘀，保肝退黄。主治急性黄疸型肝炎。

【疗效】据杨军等报道，应用本方治疗 25 例，均于 3 个疗程内治愈。平均退黄时间为 13.6 天。

【来源】铁道医学，1989，17（3）：183

【方二】

赤芍 1000 克。

【用法】取上药，加水煎煮 2 次，合并滤液，浓缩成 1000 毫升。每次 40 毫升（相当于生药 40 克），每天 3 次，口服，5 周为 1 个疗程，连服 2 个疗程。

【功能主治】活血化瘀，通脉止痛。主治冠心病、心绞痛。

【疗效】据郭金广报道，应用本方治疗 125 例，取得较好疗效，不仅胸闷、心慌等症状及心电图有较明显的改善，而且对心绞痛的缓解率达 96%。

【来源】中级医刊，1984（9）：49

02　生地黄

本品为玄参科植物地黄的块根。

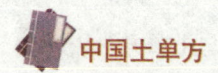

【处方用名】生地黄、鲜地黄、干地黄、干生地、生地炭。

【性味归经】性寒，味甘、苦。入心、肝、肾经。

【功能主治】滋阴凉血，补肾养心。本品甘寒微苦、质润多汁，性寒而不伤胃气，质润而不腻，长于滋阴清热、凉血生津，兼有止血功效。常用于热邪入营见高热、烦渴、吐衄、下血、发斑、舌红绛等症。亦用于治阴虚血热的烦热、骨蒸劳热、盗汗，或吐衄、尿血、便血等症。

【用法用量】一般用量 10～30 克，鲜品用量加倍，水煎服。

◉ 常用单方 ◉

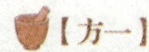【方一】

干地黄 90 克。

【用法】取上药，用清水洗净，切碎，加水 600～800 毫升，煎煮约 1 小时，滤出药液约 300 毫升，为 1 天量，1 次或 2 次服完。儿童酌减。除个别病例连日服药外，均采用 6 天内连服 3 天，经 1 个月后，每隔 7～10 天连服 3 天。

【功能主治】抗炎消肿。主治风湿性、类风湿性关节炎。

【疗效】据卢存寿等报道，应用本方治疗风湿性关节炎 12 例，经治 12～50 天，有 9 例治愈，3 例显著进步，血沉恢复一般在症状消失之后。治疗类风湿性关节炎 11 例，显著进步 9 例，进步 1 例，无明显疗效 1 例。

【来源】中华医学杂志，1965，5（5）：290

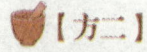【方二】

生地黄 30 克。

【用法】取上药，用清水洗净，与新鲜猪肉 30 克一起，加水适量煮或蒸。煮（蒸）到肉烂后，将药、肉及汤顿服，亦可分几次服完，每天 1 剂。

【功能主治】清热解毒，凉血消肿。主治疮疖。

【疗效】据李承煌报道，应用本方治疗 10 多例，疗效满意。

【来源】广西中医药，1981（4）：5

03 玄参

本品为玄参科植物浙玄参的根部。

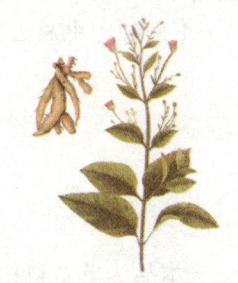

【处方用名】玄参、元参、黑玄参、黑元参。

【性味归经】性微寒，味苦、咸。入肺、肝经。

【功能主治】滋阴润燥，降火解毒。本品苦寒质润，入血，既清热凉血解毒，又养阴生津，味咸又能软坚，为滋阴降火的要药。常用于热病伤津、斑疹、咽喉肿痛、痈疮、瘰疬等。

【用法用量】一般用量 10～15 克，水煎服。

◉ **常用单方** ◉

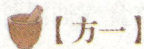【方一】

玄参 60 克。

【用法】取上药，加水煎取浓汁 500 毫升，温饮，每天 1～2 次。

【功能主治】清疏风热，泻火解毒。主治风热感冒。

【疗效】据卢长涸报道，应用本方治疗 50 多例，均有良效。

【来源】新中医，1992（2）：6

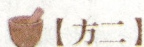【方二】

玄参适量。

【用法】根据病人年龄大小取上药，5～10 岁用 21 克，水煎取汁 80～100 毫升；11～16 岁用 33 克，水煎取汁 150～180 毫升；17 岁以上用 51 克，水煎取汁 200～250 毫升。分 4～5 次口服，以温服为宜，或

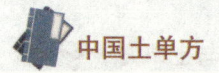

放入保温瓶内，便于服用，每天 1 剂。

【功能主治】清热养阴，分清别浊。主治乳糜尿。症见小便混浊，色白如米泔水，尿时无尿道疼痛感。

【疗效】据邢继贺报道，应用本方治疗 7 例，均获痊愈，1 年后随访未见复发。

【来源】中原医刊，1991（5）：28

04 紫草

本品为紫草科植物紫草及新疆紫草的根。

【处方用名】紫草、紫草根。

【性味归经】性寒，味甘、咸。入肝、肾、心包经。

【功能主治】凉血活血，解毒透疹。本品甘咸，气寒质滑，入血分清血中热毒，长于消斑透疹，并能滑肠利尿。可治热毒斑、疹出不透、色不红活及血热便秘、尿赤短少。

【用法用量】一般用量 3～10 克，水煎服。外用适量，熬膏或油浸外涂。

◉ 常用单方 ◉

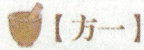【方一】

紫草 30～60 克。

【用法】取上药水煎服，每天 1 剂。

【功能主治】清热凉血，散瘀止血。主治血小板减少性紫癜。

【疗效】据记载，曾用本方治疗 1 例经中西医综合治疗效果不明显的肺结核合并血小板减少性紫癜患者，效果明显。具体方法是第 1 天用 30 克，服后鼻衄即减；第 2 天加至 60 克，服后鼻衄停止。连服 5 剂，血小板计数明显增高，全身紫癜消退，病情转危为安。

【来源】《中药大辞典》

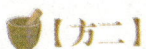【方二】

紫草 800 克。

【用法】取上药，轧碎，放入麻油 5000 毫升中熬后去渣，成紫草油，装入灭菌瓶内备用。按常规外科清创处理后采用包扎法或暴露法。包扎法：将灭菌纱布浸透紫草油后，四肢、躯干部位用单层或双层纱布铺开放在创面上，外用纱布、绷带包扎。对部分坏死较深产生分泌物，或纱布下积脓时，可在该部位剪去紫草油纱布，去除坏死组织及脓液后，再用紫草油纱布覆盖，可加紫外线照射。根据分泌物情况增减换药次数。暴露法：头面、颈、会阴和躯干部，用无菌棉球涂紫草油在创面上或用单层紫草油纱布铺在创面上，不包扎，干燥时可反复涂药。治疗期间可根据创面大小、程度，给予全身支持疗法、抗感染、抗休克等对症处理。疗程为 10～42 天。

【功能主治】清热解毒，凉血止痛。主治烧伤。

【疗效】据谢培增等报道，应用本方治疗 1153 例，除 1 例死亡外，其余全部治愈。

【来源】中医杂志，1988，29（4）：41

【方三】

紫草 10 克。

【用法】将上药浸泡在 100 毫升麻油（或豆油）内，放置 6 小时后即可应用；或将紫草浸泡在热沸的麻油内，待冷后即可使用。取紫草油涂敷在硬结皮肤上，面积超过硬结范围 1～2 厘米，外加塑料薄膜覆盖，用无菌纱布包扎在塑料薄膜外面，最好用胶布固定。或涂敷面不加保护措施，尽量使紫草油在皮肤表面上保持的时间长一些，每天涂敷 2～6 次。

【功能主治】活血消肿。主治肌注后局部硬结。

【疗效】据博文录报道，应用本方治疗 100 例，均获良效。硬结发现早、范围不大者，90% 在涂敷 24 小时后即可消散，少数面积大、发现

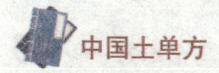

或用药晚者一般经 2~5 天可使之消散。

【来源】中医杂志，1990（10）：143

05 牡丹皮

本品为毛茛科植物牡丹的根皮。

【处方用名】牡丹皮、刮丹皮、粉丹皮、丹皮。

【性味归经】性微寒，味苦、辛。入心、肝、肾经。

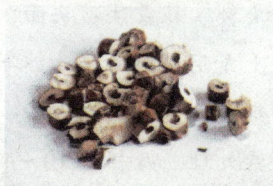

【功能主治】清热凉血，活血化瘀。本品性寒苦泄，能清血热而血不妄行，辛散能行血瘀而血无阻滞。为活血祛瘀的要药，凡血热有瘀者，不限虚火、实火，都可随证配伍应用。为血热吐衄、斑疹、虚劳骨蒸、肝经火郁的头痛、肋痛、经痛、血瘀经闭、瘀积肿痛、热毒疮痈的常用药。

【用法用量】一般用量 3~9 克，水煎服。

◎ 常用单方 ◎

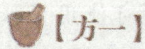 【方一】

牡丹皮适量。

【用法】取上药，水煎分 3 次服，初次用量每天为 15~18 克，如无不良反应，可增至每天 50 克。

【功能主治】降血压。主治高血压病。

【疗效】据沈阳市公安局医务所报道，应用本方治疗 7 例，一般用药 3~5 天血压明显下降，症状改善，经服 6~33 天，舒张压平均下降1.4 千帕，收缩压平均下降 4.5 千帕，近期疗效较好。

【来源】中医函授通讯，1991（1）：33

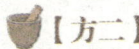 【方二】

牡丹皮 100 克。

【用法】取上药，加水 1000 毫升，煮沸 15 分钟，取汁、挤渣，过滤后制成 10% 的煎液，每晚服 50 毫升，连服 10 次为 1 个疗程。

【功能主治】抗过敏，通鼻窍。主治过敏性鼻炎。

【疗效】据林新报道，应用本方治疗 27 例，痊愈 12 例，进步 7 例，无效及效果不明 8 例。

【来源】中华耳鼻咽喉科杂志，1957（2）：99

四、清热解毒药与土单方

01 蒲公英

本品为菊科植物蒲公英的全草。

【处方用名】蒲公英、黄花地丁。

【性味归经】性寒，味苦、甘。入脾、胃经。

【功能主治】清热解毒，消肿散结。本品苦寒泄热散结，甘寒清热解毒，兼能疏郁散结。对痈肿疔疮、内服外用均有良效，尤善治乳痈。用于淋证亦有较好的疗效。

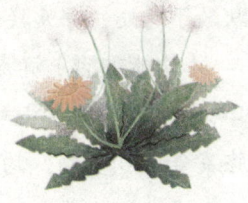

【用法用量】一般用量 10～30 克，鲜品加倍，水煎服。外用鲜品适量，捣敷或煎汤熏洗患处。

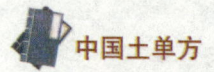

◎ 常用单方 ◎

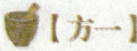 【方一】

蒲公英600克。

【用法】取上药，研为细末。每天20克，用开水浸泡30分钟后代茶饮用，1个月为1个疗程，连服1~2个疗程。

【功能主治】清热解毒，消炎愈疡。主治消化性溃疡。

【疗效】据马凤友报道，应用本方治疗91例，治愈51例，好转35例，无效5例。

【来源】中医药学报，1991（1）：41

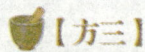 【方二】

新鲜蒲公英适量。

【用法】取上药，用清水洗净后捣烂榨汁，直接敷于痛处皮肤，外盖2层纱布，中间夹1层凡士林纱布，以减缓药汁蒸发。

【功能主治】清热解毒，消炎止痛。主治肺癌性胸痛。

【疗效】据裴钦豪报道，应用本方治疗20例，一般敷药30分钟左右疼痛减轻，止痛时间可达8小时左右。

【来源】浙江中医杂志，1986（11）：516

【方三】

蒲公英适量。

【用法】取上药，研末，用甘油与75%的酒精按1∶3的比例调成糊状敷于患处，每天换药2次。

【功能主治】解毒疗疮。主治痈疖疮疡、急性乳腺炎等。

【疗效】据侯士雄报道，应用本方治疗痈疖疮疡、急性乳腺炎、腮腺炎等290多例，均收到满意效果。或用鲜品捣烂外敷、捣汁、水煎服，皆有良效。

【来源】河北中医，1984（4）：64

02 板蓝根

本品为十字花科植物菘蓝的根部。

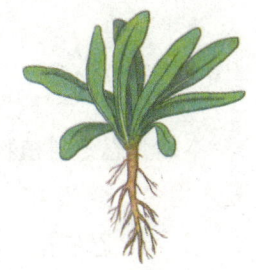

【处方用名】板蓝根。

【性味归经】性寒，味苦。入肺、胃经。

【功能主治】清热凉血，解毒利咽。本品苦寒，清热凉血能力较强，长于清利咽喉。为治咽喉肿痛、头面丹毒、发颐、热病发斑的常用药。

【用法用量】一般用量 10～15 克，水煎服。

◉ 常用单方 ◉

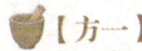【方一】

板蓝根适量。

【用法】取上药 60～120 克（5 岁以内每天 60 克，5～14 岁每天 90 克，成人每天 120 克），按每 30 克加水 500 毫升煎至 100 毫升的比例煎取。分 2 次服用，每天 1 剂。治疗过程中需配合西医降温、镇痉、抗呼吸衰竭等对症处理。

【功能主治】清热解毒。主治流行性乙型脑炎。

【疗效】据广西北海市人民医院传染科报道，应用本方治疗 106 例，治愈率为 95.3%。

【来源】新医学，1976（4）：199

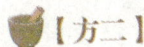【方二】

板蓝根 50 克。

【用法】取上药，加水 700 毫升，煎至 450 毫升，再取煎液 1/3 浓缩为 50 毫升，涂擦患处；余 2/3 药液分次含漱，每天 5～6 次，每天 1 剂。

【功能主治】解毒消炎。主治口腔溃疡。

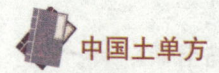

【疗效】据王莲芬报道，应用本方治疗 15 例，多数病人用药 3～4 天痊愈。

【来源】陕西中医，1989（3）：126

03 金银花

本品为忍冬科植物忍冬的花蕾。

【处方用名】金银花、两花、双花、银花、忍冬花。

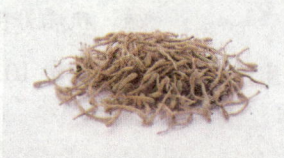

【性味归经】性寒，味甘。入肺、胃、心、脾经。

【功能主治】清热解毒，疏散风热，凉血。本品甘寒轻扬，气味芳香。甘寒解毒，既能清气分邪热，又能解血中热毒，轻扬宣散，既能疏解表邪，又能透热外出。为温热病初起及热毒疮痈的要药。多用于外感风热、温热病初起、痈疮肿毒及热毒血痢等症。

【用法用量】一般用量 10～15 克，水煎服。治热毒痈肿，用量宜重；温病初起，用量宜轻。

◉ **常用单方** ◉

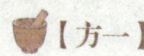【方一】

金银花露适量。

【用法】取上药。每次 100 毫升，每天 3 次，口服。必要时可增加服药次数，2 周为 1 个疗程，可连服 2 个疗程。

【功能主治】清热解毒。主治肿瘤放疗、化疗后口干症。

【疗效】据浦鲁言报道，应用本方治疗 978 例，放疗组的有效率为87%，化疗组的有效率为 74%，平均有效率为 80.5%。两组的白细胞回升数占总病例的 46.5%。

【来源】江苏中医，1992，13（6）：15

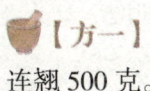【方二】

新鲜金银花 30 克。

【用法】取上药。水煎 3 次，分 3 次服，每天 1 剂。

【功能主治】清热凉血，疏风止痒。主治荨麻疹。

【疗效】据许绍生等报道，应用本方治疗 3 例，均在服用 3 剂后症状消失，观察 3 个月无复发。

【来源】中华皮肤科杂志，1960（2）：118

04 连翘

本品为木樨科植物连翘的成熟果实。

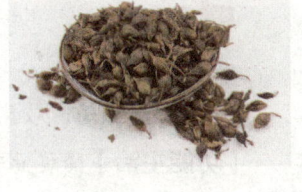

【处方用名】连翘、青连翘、黄连翘、连翘壳。

【性味归经】性寒，味苦。入心、胆、三焦、大肠经。

【功能主治】清热解毒，散结消肿。本品苦寒、轻清而浮，能散肺热、清心火，功效与金银花相近，既能透达表邪，又能清解里热，并有解毒消肿散结的效能，为疮毒痈肿的要药。常用于外感风热、温病初起的高热、神昏、烦渴及疮痈肿毒、瘰疬等。此外，尚有清热利尿作用。

【用法用量】一般用量 10 ~ 15 克，水煎服。

◉ 常用单方 ◉

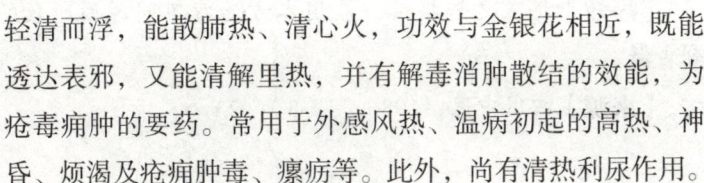【方一】

连翘 500 克。

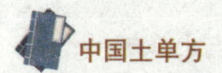
【用法】取上药，加工成细粉剂。成人每天 20～25 克，分 3 次饭前服。忌食辛辣食物及酒等。

【功能主治】杀菌抗痨，消炎止血。主治肺结核。

【疗效】据于成甫报道，应用本方治疗 12 例，1 个月后自觉症状改善，其中 1 例空洞闭合，3 例病变明显吸收，4 例略吸收，4 例无改变。

【来源】辽宁医学杂志，1960（6）：63

【方二】

连翘适量。

【用法】取上药，去梗洗净，曝干，装罐备用。每次用 15～30 克，开水冲泡或煎沸当茶饮，连服 1～2 周。

【功能主治】清热通便。主治便秘。

【疗效】据刘沛然报道，应用本方治疗各种原因引起的便秘有效。

【来源】山东中医杂志，1985（5）：44

【方三】

连翘心 60 克。

【用法】取上药，炒焦煎水服，或炒焦研末服，每次 10 克，每天 3 次。

【功能主治】降逆止呃。主治呃逆。

【疗效】据王之炳报道，应用本方治疗不同原因所致的呃逆，均收到良效。

【来源】四川中医，1986，4（8）：23

05 大青叶

本品为十字花科植物菘蓝、蓼科植物蓼蓝等的干燥叶。

【处方用名】大青叶、鲜大青叶。

【性味归经】性大寒，味苦、咸。入心、胃经。

【功能主治】清热解毒，凉血化斑。本品苦寒泄火，咸寒凉血，既能泄外感邪热，清营血的热毒，又能解心、胃火毒灼盛的发斑，为解毒消斑的要药。多用于治瘟疫、时行热病的高热神昏、发斑与丹毒、喉痹、斑疹等。

【用法用量】一般用量 10 ~ 15 克，鲜品 30 ~ 60 克，水煎服。外用适量。

◉ 常用单方 ◉

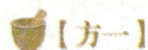 【方一】

大青叶 30 克。

【用法】取上药，加水煎取 100 毫升。1 岁以下每次服 10 ~ 20 毫升，2 ~ 5 岁每次服 50 毫升，11 ~ 13 岁每次服 80 毫升，每 4 小时服 1 次，一般退热后 2 ~ 3 天停药。

【功能主治】清热解毒。主治流行性乙型脑炎。

【疗效】据福建中医研究所等报道，应用本方治疗 51 例，获得较好疗效。本方对轻中型效果较好。

【来源】福建中医药，1965（4）：11

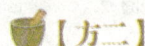 【方二】

大青叶适量。

【用法】成人每次取上药 45 克，加水煎汁顿服；或取 90 克煎汁分 2 次服，连服至痊愈后 1 ~ 2 天停药。

【功能主治】清热解毒，抗菌止痢。主治急性细菌性痢疾、急性胃肠炎。

【疗效】据江西医学科学院报道，应用本方治疗 300 余例，均获得较好疗效。治疗后完全退热时间为 1 天左右，排便次数和大便外观恢复正常平均不足 5 天。本方亦适用于小儿腹泻。

【来源】医学科学论文汇编，1961（4）：9

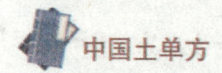

06 鱼腥草

本品为三白草科植物蕺菜的全草。

【处方用名】鱼腥草、蕺菜。

【性味归经】性寒，味辛、温。有小毒。

【功能主治】清热解毒，利尿消肿。本品辛

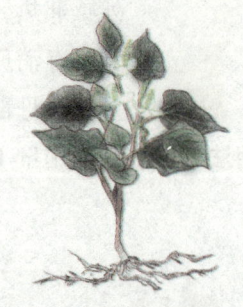

能宣肺散结消痈，寒可清热解

毒，且有利水消肿、通淋止带

之功，多用于痰热壅肺、咳吐

脓血、白带、恶疮肿、毒痔疮及淋痛、水肿、湿疹等。

【用法用量】干品 15~30 克，鲜品 60~100 克，水煎服。外用适量。

⊚ 常用单方 ⊚

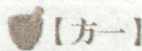【方一】

鲜鱼腥草 50~100 克。

【用法】取上药（干品减半），水煎服，每天 1 剂。如用鲜品，可先嚼服药叶 20~40 克，则效果更佳。

【功能主治】清热解毒，抗菌止痢。主治急性细菌性痢疾。

【疗效】据邹桃生报道，应用本方治疗 300 例，疗效颇佳，一般 2~3 剂可愈。

【来源】浙江中医杂志，1988（6）：260

【方二】

鱼腥草 180 克。

【用法】取上药，加白糖 30 克，水煎服，每天 1 剂，连服 5~10 剂。

【功能主治】清热解毒，利湿退黄。主治急性黄疸型肝炎。

【疗效】据李学志报道，应用本方治疗 20 例，全部痊愈。

【来源】山东医药，1979（1）：35

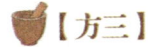【方三】

鲜鱼腥草50~150克。

【用法】取上药，冰糖适量。先把鱼腥草洗净，捣烂，然后把冰糖放入200~500毫升水中煮沸，再冲入鱼腥草中，加盖5~7分钟后即可服用。每天1~2次，连服4天。

【功能主治】风热咳嗽。

【疗效】据李桂贯报道，应用本方治疗66例，总有效率为98.5%。

【来源】广西中医药，1994，17（2）：71

07 白头翁

本品为毛茛科植物白头翁的根部。

【处方用名】白头翁。

【性味归经】性寒，味苦。入胃、大肠经。

【功能主治】凉血解毒，杀虫止痢。本品苦能燥湿，寒能泄热，气质轻清，可升散郁火而清热解毒、凉血杀虫，为热毒下痢的要药。

【用法用量】一般用量6~15克，水煎服。外用适量。

⊙ 常用单方 ⊙

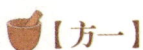【方一】

白头翁30克。

【用法】取上药，加水煎煮4次，去渣取汁，混合后加红糖适量，分2次温服，每天1剂，连服30天。视病情可适当延长服用时间。

【功能主治】解毒消肿。主治颈淋巴结肿大（瘰疬）。

【疗效】据谢自成报道，应用本方治疗30余例，均获满意疗效。

【来源】四川中医，1987（5）：33

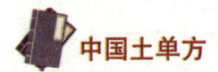

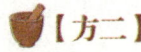【方二】

鲜白头翁20克。

【用法】取上药，鸡蛋3枚，先煎白头翁数沸后，再将鸡蛋打入药中，勿搅动，以免蛋散。待鸡蛋熟后，捞出鸡蛋，滗出药汁，吃蛋喝汤，使患者微微汗出。

【功能主治】解毒消肿。主治流行性腮腺炎。

【疗效】据日广振等报道，应用本方治疗本病，一般1剂即愈，病重者次日可再进1剂。

【来源】山东中医杂志，1986（5）：47

【方三】

鲜白头翁适量。

【用法】取上药，洗净捣烂（干根需先用温水泡涨，捣烂）。取适量放于痛牙处，上下齿紧紧咬着，2～3分钟后觉有麻木酸苦感、流涎水，即可止痛。如继续疼痛可再用2～3次，即可镇痛。

【功能主治】消炎止痛。主治牙痛。

【疗效】据方选书报道，应用本方治疗本病有效。

【来源】四川中医，1988（12）：47

第二章
解表药与土单方

解表药又叫发表药,是以解肌、开腠、发汗为主要作用的药物。根据其温凉属性的不同,分辛温和辛凉两类。

本类药物用于感受外邪,表现发热恶寒、头疼身痛、脉浮等表证症状者。其中大部分药物有宣肺的功效,故兼能止咳平喘;部分药物有祛散风寒湿邪作用,可兼治风寒湿邪所致的肢体疼痛。此外,对斑疹初起和透发不畅,疮疡初起营卫失和的发冷、发热、身痛,水湿停郁于肌腠的上半身水肿,亦可用。

外感疾病因四时气候的差异、病人素质的强弱,治疗亦应有别。例如,风寒宜辛温解表,风热宜辛凉解表,挟暑者宜解表祛暑,挟湿者宜解表化湿,阳虚者应助阳解表,阴虚者应滋阴解表,气虚者应益气解表,血虚者应养血解表等,须选药辨证配伍。

应用本类药物应注意不可汗出过多而导致耗散阳气、损伤阴津。对体虚多汗、津液亏耗及疮疡已溃、淋病、失血的患者,应慎用或禁用。

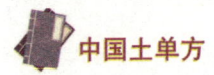

❈ 一、发散风寒药与土单方 ❈

01 生姜

本品为姜科植物姜的新鲜根茎。

【处方用名】生姜、鲜姜、老姜。

【性味归经】性温，味辛。入肺、胃经。

【功能主治】生姜功效温胃止呕，发散风寒，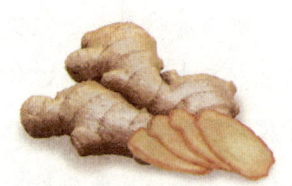
解毒，镇痛杀虫。主治胃寒呕
吐，风寒表证，鱼蟹中毒及生
半夏、生南星中毒，诸痛证及
百虫入耳等。生姜皮即生姜之外皮，性辛，味凉，功效利
水消肿，用于治疗小便不利、水肿等症，常配以茯苓、桑
白皮等同用，如五皮饮。

【用法用量】一般用量 3~10 克或 2~4 片，水煎服。急救晕厥时，可捣
汁服，量可用 10~20 克。生姜汁擅长止呕和急救晕厥，冲
服或鼻饲皆可，每次 3~10 滴。

◉ 常用单方 ◉

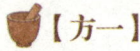【方一】

鲜生姜适量。

【用法】取新鲜多汁的生姜 1 块，洗净，切成薄片。用时取生姜片
放入口中咀嚼，边嚼边咽姜汁，一般嚼 1~3 片后呃逆可止。伴有急性
口腔炎、咽喉炎者慎用。

【**功能主治**】温胃止呃。主治呃逆。

【**疗效**】据吕秉义报道，应用本方治疗 30 例，均获良效。

【**来源**】新中医，1985（2）：6

【**方二**】

鲜生姜适量。

【**用法**】取上药 3 块如鸡蛋黄大，去皮，切碎，放鸡蛋 1 个搅拌均匀，再放入油中煎成黄色。趁热吃，每天晨起 1 次，7 天为 1 个疗程。

【**功能主治**】温肺散寒，止咳平喘。主治咳喘。

【**疗效**】据刘同贤报道，应用本方治疗本病有效。

【**来源**】中医函授通讯，1991（2）：46

【**方三**】

生姜适量。

【**用法**】取上药，捣烂榨汁。用药棉蘸姜汁敷于患处，灼伤轻者，敷药 1 次即可。严重者可用姜汁纱布湿敷 24～48 小时，创面干洁后自行结痂，脱落痊愈。

【**功能主治**】消炎退肿止痛。主治水、火烫伤。

【**疗效**】据蔡良平报道，应用本方治疗近 500 例，均获满意疗效。一般能立即止痛，已起疱红肿者，能消炎退肿，消水疱；水疱已破者，敷之亦无刺激。又据崔南样报道，应用本方治疗 19 例，亦获痊愈。

【**来源**】新中医，1984（2）：22

02 桂枝

本品为樟科植物肉桂的干燥嫩枝。

【**处方用名**】桂枝、桂枝尖、嫩桂枝、川桂枝。

【**性味归经**】性温，味辛、甘。入心、肺、膀胱经。

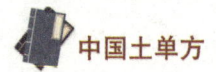

【功能主治】 解肌发表，温阳通脉。本品辛温散寒，透达营卫，解肌发表。甘温通血脉、助心阳。解肌发表，能治外感风寒有汗或无汗的表证；温经散寒，可治虚寒腹痛及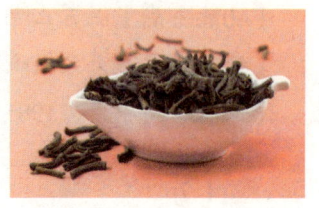风寒湿痹、阳虚水停诸症；温阳通脉，能治血寒经闭、少腹胀痛等症；助心阳，能治心阳不振之心悸、不寐等症。

【用法用量】 一般用量 3～10 克，水煎服。

⊙ 常用单方 ⊙

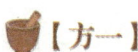 **【方一】**

桂枝末若干。

【用法】 取桂枝末若干，加食醋调成饼状，睡前用温水熨脐 10 分钟，后贴于脐部，纱布固定，晨起取下，每晚 1 次。

【功能主治】 温经通脉。主治小儿遗尿。

【疗效】 华乐柏用上方治疗小儿遗尿 32 例，总有效率达 90% 以上，疗程短者 3～4 次，长者半月即可见效。

【来源】 中医杂志，1995（1）：7

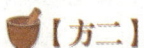 **【方二】**

桂枝尖 20 克。

【用法】 桂枝尖 20 克，黑色大蜘蛛（去头足，焙干）10 克，共研末，过筛，瓶装密封备用。每次服 0.25 克/千克体重，早晚各 1 次，用开水或奶粉或稀粥送服，治疗 2～4 周。

【功能主治】 温经通脉。治疗小儿腹股沟斜疝。

【疗效】 袁宇华用上方治疗可复性腹股沟斜疝 55 例，结果痊愈 52 例，好转 1 例。

【来源】 湖南中医杂志，1986（2）：22

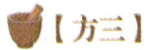**【方三】**

桂枝 60 克。

【用法】桂枝 60 克，加水 1000 毫升，武火煎 10 分钟后待温浸洗患处，每次 10~15 分钟，每日早晚各 1 次。

【功能主治】温经通脉。用于治疗冻疮。

【疗效】治疗冻疮 14 例，效果良好，一般 1~6 次即愈。

【来源】新中医，1986（增三）：16

03 麻黄

本品为麻黄科植物草麻黄、木贼麻黄与中麻黄的干燥绿色嫩枝（草质茎）。

【处方用名】麻黄、生麻黄、净麻黄、炙麻黄。

【性味归经】性温，味辛、微苦。入肺、膀胱经。

【功能主治】发汗，止喘，宣痹，利尿。本品辛温发散，轻扬宣泄，为发汗峻药。因有宣肺作用，而为止风寒喘咳的要药；因有散寒作用而可宣痹止痛；又因能宣肺气下达膀胱，故可通调水道而有利尿消肿的功效。

【用法用量】一般用量 3~9 克，水煎服；入丸、散剂 0.5~1 克。

⊙ 常用单方 ⊙

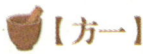**【方一】**

麻黄 12 克。

【用法】取上药，再取雌乌鸡 1 只，将乌鸡捏死或吊死（勿用刀割颈放血）。去毛及内脏，洗净，放入砂锅或铝锅内，加水以淹没乌鸡为

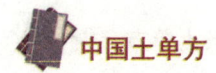
度。将麻黄和牛蒡子各12克用纱布包裹后，放入锅内与乌鸡同煮，炖煮至乌鸡肉熟烂为度，取出麻黄、牛蒡子，用少量食盐调味，勿加其他调味品。每次食乌鸡肉、喝汤各半碗（约500毫升），早晚各服1次。

【功能主治】祛风除湿。主治风湿性关节炎，症见关节肿痛，反复发作，遇阴雨或风雪天加剧。关节屈伸不利，行走艰难。局部肿胀，皮肤不红，舌淡红，苔薄白，脉沉弦紧。

【疗效】应用本方治疗5例，均服药1剂而愈。

【来源】四川中医，1984（1）：531

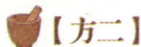【方二】

麻黄粉适量。

【用法】取70%麻黄粉和30%白胡椒混匀，每用1克置黑膏药中趁热合拢贴一侧或两侧肺俞穴，每日或隔日换药1次。

【功能主治】宣肺平喘。主治风寒咳嗽。

【疗效】共治疗235例，好转42例，无效11例，总有效率为96.2%。

【来源】广西中医药，1987，10（1）：8

【方三】

麻黄2~4克。

【用法】取上药，酌配前胡4~8克，用水煎成300毫升左右，稍加白糖。频频口服，每天1剂。

【功能主治】宣肺止泻。主治小儿腹泻。

【疗效】用本方共治疗小儿腹泻138例（均无明显脱水），痊愈126例（占91.3%）。其中服药1剂痊愈者52例，服2剂痊愈者72例，服3剂痊愈者2例。

【来源】中西医结合杂志，1988（6）：351

04 紫苏

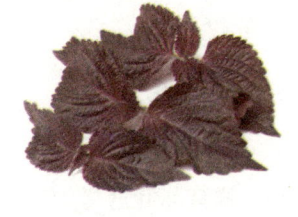

本品为唇形科植物紫苏的叶。

【处方用名】紫苏、苏叶、苏梗。

【性味归经】性温，味辛。入肺、脾经。

【功能主治】解表散寒，理气安胎。本品辛温芳香，有宣畅气机之功。紫苏叶长于发表，但解表发汗之力较缓，多用于感冒胸闷、发热无汗、咳嗽、呕吐。紫苏梗善于理气宽中行滞，多用于肺脾气滞的胸腹胀满、呕吐嗳气及胎动不安。此外，能解鱼、蟹中毒。

【用法用量】一般用量3～10克，水煎服。

⊙ 常用单方 ⊙

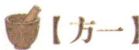【方一】

鲜紫苏叶5克。

【用法】先用75％的酒精涂擦鱼疣痣，进行消毒，再将鱼疣痣用无菌剪或刀削去老皮（出血为止），然后用洗净的鲜紫苏叶涂擦患处（以浆汁干为度），每天2次。

【功能主治】解毒消疣。主治鱼疣痣。

【疗效】据王勇报道，应用本方治疗本病效果良好，一般用药1～2天鱼疣痣自行消散而愈。

【来源】四川中医，1987（12）：10

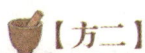【方二】

紫苏叶适量。

【用法】将紫苏叶制成水提取液（1毫升含生药2克），消毒后再以此液浸润擦镜头纸、棉球或纱布，贴敷宫颈出血处。

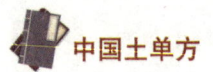

【功能主治】治疗宫颈出血。

【疗效】共治疗108例，以息肉摘除或活检创面出血为主，总有效率达79.63%。

【来源】中医杂志，1988（8）：49

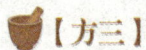 【方三】

鲜紫苏叶适量。

【用法】先将疣体及其周围消毒，用注射针头挑破疣体，取洗净的鲜紫苏叶与食盐一起揉擦疣体10～15分钟，擦后可用敷料包扎，以后嘱病人自己每天用该法揉擦1次，但不需消毒及再挑破疣体，也不必包扎。每天1次，每次10～15分钟，一般3～6次可愈。

【功能主治】解毒消疣。主治寻常疣。

【疗效】据张国龙报道，应用本方治疗本病效果良好，一般2～3次即可痊愈，若疣体挑破得彻底，揉擦1次即可痊愈。

【来源】湖南中医杂志，1989（5）：13

05 苍耳子

本品为菊科植物苍耳带总苞的果实。

【处方用名】苍耳子、苍耳、炒苍耳子。

【性味归经】性温，味甘、苦。有小毒。入肺经。

【功能主治】散风祛湿，通鼻窍，止痒。本品苦温燥湿，甘缓不峻，善于疏达宣散，有上达头顶，下走足膝，内通骨髓，外透皮肤之说，为治鼻渊、瘙痒的常用药。取其通窍而治鼻渊、头痛；取其止痒能治风疹疥癣皮肤湿

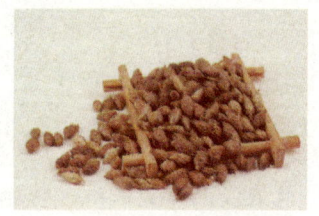

疮；取其散风燥湿可用于痹痛、肢节不利等症。

【用法用量】一般用量 3 ~ 10 克，水煎服；或入丸、散，适量。

⊙ 常用单方 ⊙

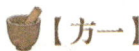【方一】

苍耳草 60 克（干品 30 克）。

【用法】取上药，水煎服，每天 1 剂。

【功能主治】疏风止血。主治功能性子宫出血。

【疗效】据记载，应用本方治疗本病，轻者 3 ~ 5 天、重者 7 ~ 10 天即可见效。

【来源】《中药大辞典》

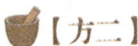【方二】

苍耳子适量。

【用法】取上药，研为细末，炼蜜为丸，每丸重 3 克，每次服 1 ~ 2 丸，每天 3 次。或制成苍耳子片，每片 1.5 克，每次 2 片，每天 3 次，连服 2 周。

【功能主治】疏风通窍。主治慢性副鼻窦炎。

【疗效】据王辉武等记载，应用本方治疗本病有效率在 80% 以上。

【来源】《中药新用》

【方三】

鲜苍耳子 100 克。

【用法】取上药，捣烂，水煎 15 分钟，去渣，打入鸡蛋 2 ~ 3 个于药液内煮熟。于疟疾发作前 2 小时将蛋与药液一次服下。

【功能主治】截疟。主治疟疾。

【疗效】据湖北中医学院报道，应用本方治疗 24 例，治愈 21 例，复发 3 例，再服 2 剂亦愈。

【来源】中草药经验交流，1970（9）：12

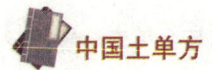

06 白芷

本品为伞形科植物白芷或杭白芷的干燥根部。

【处方用名】 白芷、香白芷。

【性味归经】 性温，味辛。入肺、胃、大肠经。

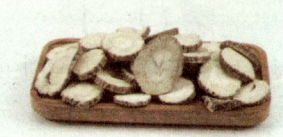

【功能主治】 祛风除湿止痛，活血排脓。本品辛香升散，可祛风除湿止痛，常用于感受风寒的肢体疼痛、头痛，尤以治眉棱骨痛为优，且治妇女寒湿带下腹痛。以其辛温能通散活血，可治疮疡肿痛、脓排不畅，以其兼有芳香通窍的功效，可治鼻渊。

【用法用量】 一般用量为6～10克，水煎服；或入丸、散，适量。

◎ 常用单方 ◎

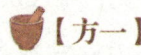【方一】

白芷适量。

【用法】 取上药，洗净晒干，研为细末，炼蜜丸如弹子大。每次嚼服1丸，以清茶或荆芥汤化下，每天2次。

【功能主治】 祛风止痛。主治头风头痛、眩晕。

【疗效】 据记载，本方对治疗眩晕、妇女产前产后伤风头痛皆有效验。

【来源】《历代无名医家验案》

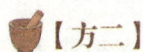【方二】

白芷30克。

【用法】 取上药，水煎。分2次服，每天1剂。

【功能主治】 祛风止痛。主治后头痛。

【疗效】 据空军衡阳医院外科报道，应用本方治疗73例，治愈69例，好转3例，无效1例。

【来源】新医学，1976（3）：128

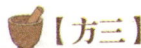【方三】

生白芷适量。

【用法】取上药，研为细末。用黄酒调敷于患处，每天换药1次。

【功能主治】祛风消肿止痛。主治膝关节积水。症见膝关节肿胀，行走受限，或有疼痛，浮髌试验阳性。

【疗效】据钱焕祥报道，应用本方治疗本病有效，一般7～10天见效。

【来源】浙江中医杂志，1989（3）：102

07 辛夷

本品为木兰科植物辛夷的花蕾。

【处方用名】辛夷、辛夷花、木笔花。

【性味归经】性温，味辛。入肺、胃经。

【功能主治】表散风寒，温肺通窍。本品辛温升散，体轻性浮，既能发散风寒表症，又散肺中风邪而升清阳以通鼻窍。常用于外感风寒鼻塞，尤为治鼻渊的要药。

【用法用量】一般用量3～10克，水煎服；或入丸、散剂。外用适量。

◉ 常用单方 ◉

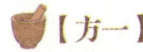【方一】

辛夷50克。

【用法】取上药，研碎，用酒精浸泡3天，然后过滤，滤液加热蒸发浓缩成黏稠状浸膏，将此浸膏与20克无水羊毛脂混合均匀，再加凡士林100克调匀即成辛夷浸膏。用时将此膏均匀地涂于凡士林纱条上，或直接做成辛夷浸膏油纱条，填入鼻腔内，放置2～3小时后取出，每

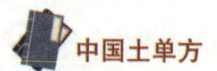

天或隔天 1 次，10 次为 1 个疗程。

【功能主治】祛风通窍。主治肥大性鼻炎。

【疗效】据阎承先等报道，应用本方治疗 100 例，痊愈 44 例，进步 44 例，无效 12 例。一般用药 4～5 次后鼻通气改善。

【来源】天津医药杂志，1961（2）：94

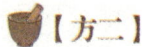【方二】

辛夷 16 克。

【用法】1000 毫升小麻油，温热后加入打碎的辛夷 16 克、苍耳子 160 克，浸泡 24 小时，再用文火煎至 800 毫升左右，冷却过滤后，瓶装备用，每天滴鼻 3 次，每次 2 滴。

【功能主治】疏风通窍。主治慢性和萎缩性鼻炎。

【疗效】共治疗 1576 例，显效率为 73.8%，有效率为 86.9%。

【来源】中西结合杂志，1984，4（4）：211

【方三】

辛夷花 3 克。

【用法】上药用开水冲泡后频饮，每日 1～2 剂。

【功能主治】祛风通窍。主治过敏性鼻炎。

【疗效】治疗 120 例，痊愈 67 例，显效 67 例，好转 18 例，无效 6 例。

【来源】中药通报，1985，10（5）：45

08 羌活

本品为伞形科多年生草本植物羌活的根茎。

【处方用名】羌活、川羌活。

【性味归经】性温，味辛、苦。入膀胱、肝、肾经。

【功能主治】表散风寒，祛湿止痛。本品辛能升散，温能祛寒，苦能燥湿，既能发表散寒，又能除湿疗痹而通利关节，行散止痛，尤其善于祛上半身的风寒湿邪。为外感风寒及风寒湿痹疼痛的常用药。

【用法用量】一般用量6~9克，水煎服；或入丸、散剂。

⊙ 常用单方 ⊙

羌活适量。

【用法】用羌活提取物制成脉齐液（每1毫升相当于羌活生药1克）口服，每日60~150毫升，分3~4次服，疗程7~14天。

【功能主治】早搏。

【疗效】治疗各种早搏74例，总有效率为58.1%。

【来源】中华内科杂志，1988，27（7）：452

09 细辛

本品为马兜铃科植物北细辛或华细辛的全草。

【处方用名】细辛、北细辛、辽细辛。

【性味归经】性温，味辛。入心、肺、肾经。

【功能主治】散风，祛寒，止痛，化饮。本品辛温香窜，辛可散风，温可祛寒，既能发散肌表风寒以治感冒，又能温散经脉寒湿而治痹痛；香窜升散有通窍止痛的功用，可治鼻塞、头疼、齿痛；温行水气，有化饮止喘咳的效能，常用于寒饮喘咳。为散风寒止痛的常用药。

【用法用量】一般用量1.5~3克，水煎服；散剂每次服0.5~1克。

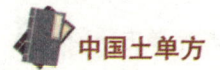
◉ 常用单方 ◉

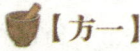 【方一】

细辛 50 克。

【用法】取上药，研为细末。每次用细辛末 9～15 克加水，再加少量甘油或蜂蜜，调成糊状，摊于纱布上，贴于脐部，用胶布密封，至少贴 3 天。对顽固性病例可连续贴敷 2 次。

【功能主治】消肿生肌。主治阿弗他口腔炎。

【疗效】据何思深报道，应用本方治疗 106 例，总有效率为 93.4%。

【来源】新医药学杂志，1977（1）：13

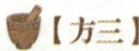 【方二】

细辛 30 克。

【用法】取上药，研为极细末。在肿块及其周围敷一薄层，用胶布贴封不漏气，外盖热水袋热敷。

【功能主治】通络散结。用于治疗肌肉注射所致局部肿块。

【疗效】据姚锋报道，应用本方治疗 100 余例，一般用药 24 小时即可止痛，此后肿势渐消，硬结消散。

【来源】中医医刊，1982（2）：49

【方三】

细辛 150 克。

【用法】取上药。每天用细辛 5 克，泡茶 1 杯。口服，连泡 3 次，连用 1 个月。

【功能主治】壮阳起痿。主治阳痿。症见阴茎痿软，举而不坚，甚至不能勃起，伴有头晕，失眠多梦，腰痛遗精等。

【疗效】据徐应坤报道，应用本方治疗 25 例，均获良效。

【来源】中国中药杂志，1989（7）：56

10 香薷

本品为唇形科多年生草本植物石香薷及江香薷的地上部分。

【处方用名】香薷、陈香薷。

【性味归经】性微温，味辛。归肺、胃、膀胱经。

【功能主治】化湿解暑，发散风寒，利水消肿。主治暑湿病证，风寒感冒，湿阻中焦证，水肿，小便不利等。

【用法用量】一般用量 3~10 克，水煎服。

◉ 常用单方 ◉

鲜香薷草适量。

【用法】用香薷草液清洗口腔溃疡面，然后再含液，并保留 3 分钟，每天用药 3 次，严重者用药 4 次，1 周为 1 个疗程。

【功能主治】用于治疗口疮。

【疗效】共治疗 85 例，结果痊愈 71 例，好转 13 例，未愈 1 例，总有效率为 98.82%。

【来源】湖南中医药导报，2003，9（7）：32

二、发散风热药与土单方

01 薄荷

本品为唇形科植物薄荷的茎叶。

【处方用名】薄荷、薄荷叶、苏薄荷。

【性味归经】性凉，味辛。入肺、肝经。

【功能主治】散风热，清头目，利咽喉，解

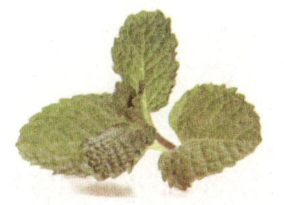

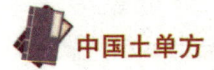

气郁。本品轻清芳香,辛凉行散,为表散风热、清利头目、疹出不透及风疹瘙痒的常用药,且有辛散解郁、芳香辟秽的作用,可用于肝气不舒所致的胸胁胀闷及暑月痧胀、吐泻、腹痛。

【用法用量】一般用量 3 ~ 6 克,水煎服。

⊙ 常用单方 ⊙

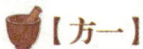 【方一】

薄荷油适量。

【用法】取上药,涂搽患处,每天 2 ~ 3 次。

【功能主治】散结消瘤。主治肉瘤。

【疗效】据王金学报道,应用本方治疗 11 例,经 20 ~ 45 天后均获满意疗效。

【来源】湖北中医杂志,1982(1):25

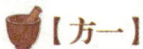 【方二】

薄荷 15 克。

【用法】取上药,与桂圆 6 粒一起煎服,每天 2 次,依出疹轻重情况连服 2 ~ 4 周。

【功能主治】疏风止痒。主治慢性荨麻疹。

【疗效】据章杏仙报道,应用本方治疗 40 例,显效 32 例,好转 4 例,无效 4 例。

【来源】福建医药杂志,1980,2(5):6

02 菊花

本品为菊科植物菊的头状花序。

【处方用名】菊花、黄菊花、杭菊花、亳菊花、
　　　　　　白菊花、甘菊花、滁菊花。

【性味归经】性微寒，味甘、苦。入肺、肝经。

【功能主治】疏风泄热，清肝明目，解毒消肿。
　　　　　　本品甘寒而不伤阴，苦寒而能清

热，有疏散风热、平肝息风的功效。常用于外感风热、头
痛目赤、肝阳上升的头晕目眩及疔疮肿毒等症。

【用法用量】一般用量 6～15 克，水煎服。

◉ 常用单方 ◉

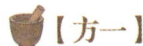【方一】

杭菊花适量。

【用法】每天取上药 20 克，用开水 1000 毫升冲泡，分 3 次饮用，连服 2 个月为 1 个疗程。或代茶常年饮用。

【功能主治】平肝清热，疏风止痛。主治偏头痛、失眠。

【疗效】据刘炳风报道，应用本方治疗 32 例，治愈 23 例，有效 9 例。显效时间最短半个月，最长 2 个月。有 6 例坚持每天代茶饮用，治愈了多年的失眠症，有 3 例病人的高血压好转。

【来源】河南中医，1995（4）：234

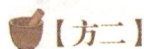【方二】

白菊花 300 克。

【用法】取上药水煎 2 次，将药液合并浓缩至 500 毫升。每次服 25 毫升，每天 2 次，2 个月为 1 个疗程。

【功能主治】扩冠降压。主治冠心病、心绞痛。症见心悸、胸闷，甚则心前区疼痛、心慌气急、头晕头痛、四肢麻木等。

【疗效】据王辉武等记载，应用本方治疗 61 例，缓解心绞痛的总有效率为 80%，改善心电图的总有效率为 45.09%，有 2/3 的病人于 20 天

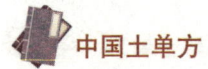

内心绞痛缓解或消失。30例合并高血压的患者，有19例血压降低。

【来源】《中药新用》

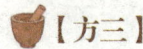【方三】

菊花30克。

【用法】取上药，放入30度的白酒100毫升内，浸3天后去渣，浸出液可加适量开水、白糖顿服。每天1次，连服3天为1个疗程。停药观察3天，若无效再开始第2个疗程。

【功能主治】解毒消疣。主治寻常疣。

【疗效】据谢小琛报道，应用本方治疗数十例，疗效颇佳。

【来源】福建中医药，1985（1）：36

03 柴胡

本品为伞形科植物柴胡及其同属植物的根。

【处方用名】北柴胡（硬柴胡）、南柴胡（软柴胡）、醋炒柴胡、竹叶柴胡。

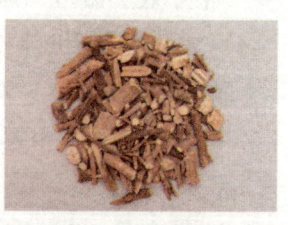

【性味归经】性平，味苦。入肝、胆、心包经。

【功能主治】和解退热，解郁调经，升阳举陷，截疟。本品性平味苦，清轻升散，能透表泄热，清少阳半表之邪，治外感热病寒热往来。又长于疏肝解郁，治气机不舒的胸胁胀满、头晕目眩，并能升肝胆清阳之气，宣畅气血，治胁肋胀痛、气闭耳聋、妇人月经不调、乳胀。其上升之性，能升阳举陷，可用于久痢脱肛、子宫脱垂。古有以酒制升清止泻，醋制止血止痛，鳖血拌用可退虚热，效果甚好。

【用法用量】一般用量3～10克，水煎服。

⊙ 常用单方 ⊙

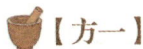**【方一】**

柴胡注射液 2 毫升。

【用法】用北柴胡的干燥根，以蒸馏法制成注射液，每安瓿 2 毫升，相当于原生药 2 克，备用。取上述柴胡注射液肌肉注射，每次 2 毫升，每日 2 次。

【功能主治】解表退热。治疗上呼吸道感染。

【来源】《常用中药八百味精要》

【方二】

柴胡注射液 2 毫升。

【用法】柴胡注射液肌注（每毫升相当于含原生药 1 克），每次 2 毫升，每日 2 次（10 岁以上首剂 3 毫升）。

【功能主治】解表退热。治疗流行性腮腺炎。

【来源】新中医，1986，18（6）：14

04 桑叶

本品为桑科落叶乔木桑树的干燥叶。

【处方用名】桑叶、冬桑叶、经霜桑叶、炙桑叶。

【性味归经】性寒，味苦、甘。入肺、肝经。

【功能主治】疏风散热，清肺止咳，泄肝明目。

本品轻清疏散、甘寒清润，既能表散风热而宣肺止咳，又能清肺平肝、凉血明目而治疗肝阳上升的头眩目昏等。

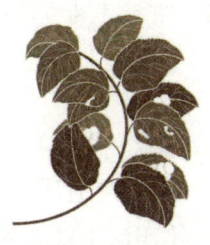

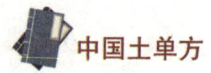

【用法用量】一般用量 6~12 克，水煎服；或入丸、散剂。外用适量，
　　　　　　煎水洗或捣敷均可。

⊙ 常用单方 ⊙

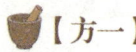【方一】

桑叶适量。

【用法】取上药，研成极细粉。每次 9 克，用米汤送下，每天 1 剂，
连服 3~5 剂。

【功能主治】固涩敛汗。主治盗汗。

【疗效】据魏龙骧报道，应用本方治疗顽固性夜间出汗，均获满意
疗效。

【来源】新医药学杂志，1978（4）：9

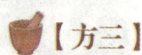【方二】

经霜桑叶适量。

【用法】取上药，用清水洗净，晾干，每 1000 克加水 4000 毫升，在
水浴锅内煮沸 30 分钟，取汁用双层纱布过滤，然后向过滤液内加沸水
至 4000 毫升，静置 4 小时，将澄清液置水浴锅内煮沸后，加 0.04% 的
羟苯乙酯再煮沸 10 分钟，冷却装瓶，灭菌后备用。每天服 600 毫升，
分 3 次服，连服 1 个月为 1 个疗程。

【功能主治】分清别浊，收涩固精。主治乳糜尿。

【疗效】据王培义等报道，应用本方治疗 46 例，服用 1~6 个疗程
后，有效率为 93.48%，其中治愈率为 82.61%，好转率为 10.87%。

【来源】山东中医杂志，1991（5）：20

【方三】

鲜桑叶适量。

【用法】取上药数片，洗净后，捣烂取汁。每次滴耳 1~2 滴，每天

3次。

【功能主治】抗菌消炎。主治化脓性中耳炎。

【疗效】据朱培忠等报道，应用本方治疗本病有效，一般2~3天即愈。

【来源】四川中医，1985（5）：封三

05 蝉蜕

本品为蝉科黑蚱幼虫羽化后所脱落的皮壳。

【处方用名】蝉蜕、蝉壳、蝉衣、虫衣、虫蜕。

【性味归经】性寒，味甘。入肺、肝经。

【功能主治】疏风清热，透疹定惊。本品气清质轻，味甘性寒。取其凉散风热作用，可治外感风热、咽肿音哑、风疹瘙痒、疹出不透；取其平肝定惊作用，可用治小儿惊痫、夜啼、破伤风等症。

【用法用量】一般用量3~6克，水煎服。用于治疗破伤风剂量宜大，常用至15~30克。

◉ 常用单方 ◉

【方一】

蝉蜕适量。

【用法】取上药，放在阳光下晒干，研成极细粉，储存于瓶中防潮备用。用时嘱病人侧卧，以1：5000高锰酸钾液清洗直肠脱出之黏膜处，然后把蝉蜕粉撒于该处。一般休息片刻后即可回缩，每天1次。如1次不愈，可连续用5次。

【功能主治】收涩固脱。主治脱肛。

【疗效】据郑锋报道，应用本方治疗15例，疗效满意。

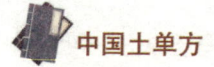

【来源】新中医，1980：49

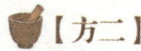【方二】

蝉蜕适量。

【用法】取上药，去头足，焙干后研成细末。成人每天2次，每次45～60克，用黄酒90～120毫升调成稀糊状，口服或经胃管注入。新生儿用5～6克，黄酒10～15毫升，入稀粥内调成稀糊状，做1次或数次喂之。儿童用量按年龄增减。在整个治疗过程中蝉蜕末用量随痉挛症状缓解而递减。

【功能主治】息风止痉。主治破伤风。

【疗效】据王明琛报道，应用本方治疗8例，均于7～17天内痊愈，无1例使用过破伤风抗毒血清。

【来源】陕西中医，1985（7）：322

06 葛根

本品为豆科藤本植物葛的根部。

【处方用名】葛根、粉葛根、煨葛根。

【性味归经】性平，味甘、辛。入脾、胃经。

【功能主治】解肌透疹，生津止渴。本品甘辛而平，能升能散，既能解肌退热透疹，又能鼓舞胃气，清热生津。常用于外感发热无汗、头痛、项强、斑疹不透、热病口渴。煨用止脾虚泄泻。

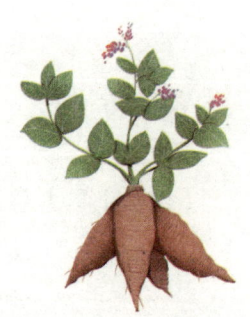

【用法用量】一般用量6～15克，水煎服。

⊙ 常用单方 ⊙

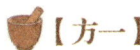【方一】

葛根 10 ~ 15 克。

【用法】取上药，水煎。分 2 次口服，每天 1 剂，连用 2 ~ 8 周为 1 个疗程。

【功能主治】高血压病。

【疗效】据中国医学科学院药物研究所报道，应用本方治疗伴有颈项强痛的高血压病 92 例，解除颈项强痛症状的有效率为 90%。多数患者在用药第 1 周即起作用，可持续 1 ~ 2 周。有些病人停药 3 ~ 9 个月不复发，但本方的降血压作用不明显。

【来源】医学研究通讯，1972（2）：14

【方二】

葛根 100 克。

【用法】取上药，加水浓煎。先热敷患处 30 分钟，后浸洗患处。

【功能主治】活血消肿止痛。主治跌打损伤。

【疗效】据王金学报道，应用本方治疗 8 例，皆获良效。认为葛根具有活血、消除局部炎症的作用。

【来源】新中医，1984（5）：50

07 牛蒡子

本品为菊科植物牛蒡的种子。

【处方用名】牛蒡子、牛子、大力子、鼠粘子。

【性味归经】性寒，味辛、苦。入肺、胃经。

【功能主治】疏散风热，宣肺透疹，消肿解毒。本品辛寒宣散，苦寒泄热，既能表散风热，又可消肿解毒。常用于治疗风热在上

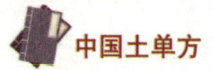

的咽痛、发颐及疹出不畅、疮毒肿痛。其滑利之性兼能滑肠通便。

【用法用量】一般用量 3～10 克，水煎服。

⊙ 常用单方 ⊙

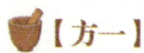【方一】

牛蒡子适量。

【用法】取上药，炒熟，研成细粉，过筛储存备用。2～5 岁儿童每次服 1 克，5～9 岁儿童每次服 1.5 克，10～15 岁儿童每次服 2 克，成人每次服 3 克。每天 3 次，饭后用温开水送服，共服 2 天。流行期间，除服药预防外，仍应注意控制传染源，切断传播途径等。

【功能主治】疏风清热解毒。主治猩红热。

【疗效】据记载，应用本方预防猩红热，经临床观察 344 例，发病者 7 例；服药后 12 天内未发病者 337 例，占 98%。一般在接触病者 3 天内服药预防效果较佳，6 天后服药预防效果不佳。如再次接触病者需重新再服 1 次。服药中未发现不良反应。

【来源】《中药大辞典》

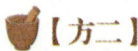【方二】

炒牛蒡子 200 克。

【用法】炒牛蒡子 200 克，研细末去皮，每日 3 次内服，每次 3～5 克。

【功能主治】疏散风热，解毒散结。治疗扁平疣。

【疗效】治疗 14 例扁平疣患者均获痊愈。

【来源】四川中医，1999，17（9）：32

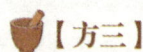【方三】

牛蒡子适量。

【用法】将牛蒡子粉碎，过 80 目药筛备用，使用前将牛蒡子粉经微波炉灭菌加温至熟，用食用包装纸分装成小袋，每小袋3克，储藏备用。治疗时用牛蒡子冲剂治疗，3～6岁每次1/2～2/3袋，7～13岁每次2/3～1袋，每日2～3次；温开水冲服或吞服，也可加糖冲服或拌服。5天为1个疗程，1个疗程不愈者可连用2～3个疗程。

【功能主治】疏散风热，消炎排脓。治疗小儿慢性鼻窦炎。

【疗效】治疗48例，1个疗程痊愈10例（20.83%），显效13例（27.08%），有效25例（52.08%），无效0例。1个疗程痊愈显效率为47.12%，总有效率为100%。1个疗程未愈病例经2～3个疗程治疗，多获痊愈或显效，只有2例仍感觉有少许黏稠鼻涕未排尽，随着脓性鼻涕消失，慢性咳嗽及咯痰均自然消失。

【来源】交通医学，2003，17（3）：310

08 升麻

本品为毛茛科多年生草本植物大三叶升麻、兴安升麻或升麻的根茎。

【处方用名】升麻、绿升麻、炙升麻。

【性味归经】性微寒，味甘、辛。入脾、胃、肺、大肠经。

【功能主治】疏散风热，透疹解毒，升阳举陷。本品甘辛微寒、轻清升散，既能疏散肌表风热、透疹解毒，又能泄阳明胃火，可治头痛、咽肿、口舌生疮。更能升脾胃清阳之气，以疗久泻脱肛、子宫脱垂等症。

【用法用量】一般用量3～6克，水煎服。

⊙ 常用单方 ⊙

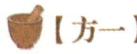【方一】

升麻4克。

【用法】取上药，研为细末，备用。再取鸡蛋1个，在其顶端钻一

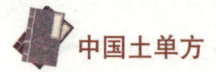

黄豆大圆孔，将药末从圆孔放入蛋内搅匀，取白纸一小张蘸水将孔盖严，口向上平放于蒸笼内蒸熟。去壳吃蛋，早晚各1次，10天为1个疗程，1个疗程结束后，停药2天再进行第2个疗程，第3个疗程完成后判定疗效。服药期间忌重体力劳动及房事。

【功能主治】升举中气。主治子宫脱垂。

【疗效】据李治方报道，应用本方治疗120例，经3个疗程后治愈104例，显效12例，无效4例。

【来源】四川中医，1986（11）：47

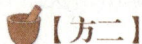【方二】

升麻30～50克。

【用法】取上药，浓煎取汁。用纱布蘸药液湿敷患处，要保持局部湿润。同时禁食生姜、大蒜、鱼、蛋等辛辣之品及发物。

【功能主治】清热解毒，消炎止痛。主治带状疱疹。

【疗效】据周熙东等报道，应用本方治疗数例，均在3～5天内痊愈。

【来源】四川中医，1988（6）：42

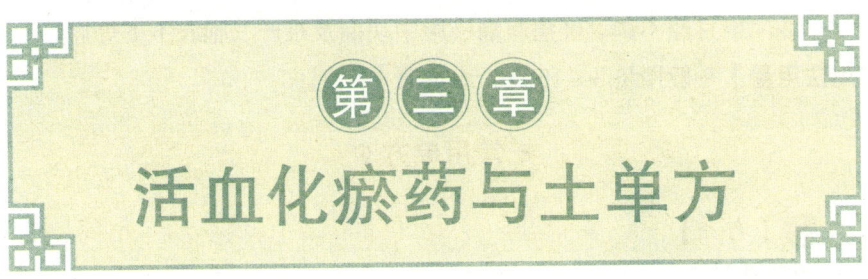

第三章

活血化瘀药与土单方

　　临床上凡以通行血脉，促进血行，消散瘀血为主要功效，用以治疗瘀血证的药物，统称为"活血化瘀药"，简称"活血药"或"化瘀药"。其中活血作用较强者，又称为"破血药"或"逐瘀药"。具有活血（祛瘀、散瘀、化瘀、行血），破血（逐瘀），通经，止痛的功效。根据药性特点及功效主治的不同，分为活血止痛药、活血调经药、活血疗伤药、破血消癥药。适用于治疗瘀血所致的胸痛，腹痛，头痛，中风，痹痛，癥瘕积聚，跌打损伤，疮疡肿痛，月经不调，经闭，痛经，产后瘀滞腹痛等。月经过多者和孕妇当慎用或忌用。宜配伍行气药同用，使气行则血行。

❖ 一、活血止痛药与土单方 ❖

01 川芎

　　本品为伞形科植物川芎的根茎。

【处方用名】川芎、酒川芎。

【性味归经】性温，味辛。入肝、胆、心包经。

【功能主治】活血行气，祛风止痛。本品辛温

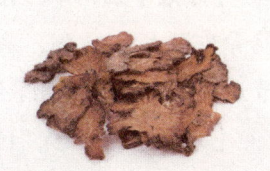

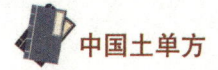

芳香，性善走散，上行头目，下达血海，既活血又行气，有"血中气药"之称。多用于风邪所致的头痛、风湿痛、月经不调、经痛腹痛、腹中块痛及难产、胞衣不下等症。

【用法用量】一般用量3~10克，水煎服。

◉ 常用单方 ◉

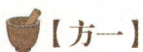【方一】

川芎适量。

【用法】取上药，研为细末，备用。用时取本品6~9克，加山西老陈醋调成糊状，然后用少许药与凡士林调匀。随即将配好的药膏抹在骨质增生处，盖一层塑料纸，再贴上纱布，用宽胶布将纱布四周封固，第2天换药1次，10天为1个疗程。

【功能主治】祛风活血，通络止痛。主治骨质增生症。症见关节肿痛，屈伸不利，遇寒冷则痛甚，或固定不移，或游走不定，或沉重不舒，舌淡苔白。

【疗效】应用本方治疗20例，取得较满意效果。

【来源】新中医，1980（增刊二）：37

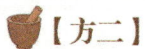【方二】

川芎适量。

【用法】取上药，焙干，研成细粉（过80~100目筛）。另用棉布1块（据患部大小而定）做成药袋，热敷患处，每天3次。

【功能主治】活血化瘀，祛风止痛。主治骨质增生等无菌性炎症。本病多见于老年人，主要表现为骨关节疼痛、转侧屈伸不利、麻木等。

【疗效】应用本方治疗37例（其中跟骨刺15例，手指关节、颈、腰椎骨质增生共15例，肩周炎3例，膝关节痛、痛风、脉管炎、类风湿关节炎各1例）。治愈11例，显效13例，好转13例，总有效率为100%。

【来源】新医学，1982（3）：164

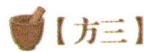【方三】

川芎 45 克。

【用法】取上药，研为细末，分装在用薄布缝成的布袋内，每袋装药 15 克左右。将药袋放在鞋内直接与痛处接触，每次用药 1 袋，每天换药 1 次，3 个药袋交替使用，换下的药袋晒干后仍可再使用。

【功能主治】活血散瘀，祛风止痛。主治跟骨骨刺。症见足跟疼痛，步履艰难，遇寒冷及劳累时疼痛加重。

【疗效】应用本方治疗 75 例，全部有效。一般用药 7 天后疼痛减轻，20 天后疼痛消失。

【来源】四川中医，1989，7（3）：40

02 延胡索

本品为罂粟科植物延胡索的块根。

【处方用名】延胡索、玄胡索、元胡、元胡索、醋玄胡。

【性味归经】性温，味辛、苦。归心、肝、脾经。

【功能主治】活血，行气，止痛。主治血瘀气滞诸痛等。

【用量用法】一般用量 3～10 克，水煎服；研末服，每次 1.5～3 克。

⊙ 常用单方 ⊙

延胡索适量。

【用法】取上药，研为细粉。每次 5～10 克，每天 3 次，用开水冲服。房颤患者在复律期间可服用 12 克，每天 3 次，疗程 4～8 周。

【功能主治】抗心律失常。主治心律失常。症见胸闷不适、心悸心慌、脉律不齐。

【疗效】应用本方治疗多种心律失常 48 例（包括房性早搏、阵发性房颤和阵发性室上性心动过速），显效 15 例，明显好转 7 例，好转 4

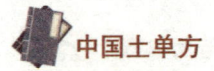

例，无效 22 例，总有效率为 84%。其中持续性房颤 17 例有 6 例转为窦性心律。一般起效时间为 1～10 天。

【来源】北京医学，1984，6（3）：176

03 郁金

本品为姜科植物毛姜黄的块根。

【处方用名】郁金、川郁金、温郁金、广郁金。

【性味归经】性寒，味辛、苦。入心、肺、肝经。

【功能主治】凉血活血，破瘀行气。本品辛寒行散，苦寒沉降，入血而行气，为凉血、破瘀、解郁的药物。可用于气血不畅所致的胸痛、胁痛、痛经等。此外，更有清心利胆作用，常用于湿热病所致的神倦、胸闷胁痛及肝胆疾患所引起的胁肋疼痛等症。

【用量用法】一般用量 3～10 克，水煎服；研末服，每次 2～5 克。

⊙ 常用单方 ⊙

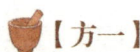【方一】

郁金适量。

【用法】取上药，研为细粉。每次 5 克，每天 3 次，口服，连服 1 个月以上。

【功能主治】行气止痛，护肝退黄。主治病毒性肝炎。症见胁肋疼痛、食欲不振、身目发黄、小便黄赤、肝脾肿大、转氨酶升高等。

【疗效】应用本方治疗 33 例，自觉症状消失 21 例，减轻 11 例，占 99.9%；有明显体征的 26 例，14 例完全消失，9 例减轻，占 88.5%。所有病例在治疗后转氨酶都有明显好转。

【来源】江西中医药，1960（12）：21

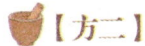【方二】

郁金适量。

【用法】每次取上药9克，红枣3枚，冰片3克。先煎红枣去核，与郁金、冰片共捣成泥状。左侧乳痈塞右鼻孔，右侧乳痈则塞左鼻孔，每天1次，每次用1/4量，一般用药2次即愈。

【功能主治】行气活血，清热消肿。主治急性乳腺炎。

【疗效】应用本方治疗70例，有效率为96%。

【来源】江苏中医杂志，1982（3）：15

【方三】

川郁金适量。

【用法】取上药，研为细粉，或制成片剂。口服，开始服5～10克，每天3次。如无不适反应，可加大到10～15克，每天3次。3个月为1个疗程。

【功能主治】宁心安神。主治早搏。症见心悸心慌、胸闷烦懑、脉律不齐等。

【疗效】应用本方治疗56例，其中室性早搏52例，有效34例；交界性早搏2例，有效1例；房性早搏2例，均无效。

【来源】北京中医，1984（3）：18

04 乳香

本品为橄榄科植物乳香树及其同属植物皮部渗出的油胶树脂。

【处方用名】乳香、炒乳香、制乳香、熏陆香。

【性味归经】性温，味辛、苦。气香。入心、肝、脾经。

【功能主治】活血祛瘀，消肿止痛。本品辛散温通，能活血行气，有宣通经络、活血消瘀、止痛的功效，多用于血瘀气滞所致的

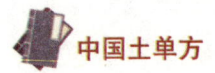

疼痛、痈疽疮疡、跌打损伤。内服外用，都有疗效。

【用量用法】一般用量3～10克，水煎服。外用适量，生用或炒用，研
　　　　　　末外敷。

◎ 常用单方 ◎

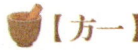【方一】

乳香和没药各10克。

【用法】对冻疮疮面已溃烂者，可将上药碾碎制成粉剂后敷于患处，
每个疗程5天，每日外敷4～5次。对冻疮未溃烂者，可将上药加入适量
消毒凡士林搅拌，制成膏剂，涂于患处，每个疗程5天，每日外涂4～6
次。

【功能主治】活血止痛，消肿生肌。主治冻疮。为冬季常见病，症
见手足局部红肿或溃烂。

【疗效】应用本方治疗38例，治疗1～3个疗程，总有效率达
97.4%，且在治疗过程中无任何毒副反应。

【来源】山西护理杂志，1998（6）

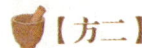【方二】

生乳香适量。

【用法】取上药，配生没药适量（两药同等量），各研为细末，用陈
醋与75%的酒精各半，调上药为药泥。先确定压痛点及范围，将药泥敷
贴于患处。如腹壁脂肪较厚，或诊断为后位阑尾炎者，可在背部的相应
区加贴敷，敷压痛点处，范围应略大于病灶，约3厘米厚，用油纸纱布
固定，每天换药1次，药干后随时调湿，至腹痛消失，体温正常，麦氏
征（脐与骨盆右侧前突出点连线的中外1/3交界处）阴性为止。

【功能主治】活血化瘀，消肿止痛。主治急性阑尾炎。主要表现为
右下腹疼痛，疼痛开始在上腹或脐周，逐渐转移至右下腹部，厌食、呕
吐、便秘或腹泻。

【疗效】应用本方治疗 30 例，治愈 22 例，好转 6 例，总有效率为93.3%。一般外敷 1～3 次后即可收效或治愈。

【来源】湖南中医杂志，1998（6）：15

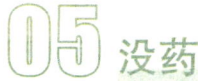 没药

本品为橄榄科植物没药树或其他同属植物茎干皮部渗出的油胶树脂。

【处方用名】没药、明没药、制没药。

【性味归经】性平，味苦、辛。气芳香。入肝经。

【功能主治】散血止痛，敛疮生肌。本品辛平芳香、通滞散瘀止痛，而能敛疮生肌。为散瘀行气止痛的要药。多用于瘀血疼痛，如胸胁腹痛、跌打损伤、痹痛及疮疖肿毒等，亦可外用。

【用量用法】一般用量 3～10 克，水煎服。外用适量，研末调敷。

⊙ 常用单方 ⊙

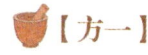【方一】

生没药适量。

【用法】取上药，加 99% 的酒精回流，加热提取，制成浸膏状，然后将浸膏真空干燥，研末，装入胶囊，备用。每粒胶囊含没药浸膏 0.1克。口服，每天 3 次，每次 2～3 粒，每天总量为 0.6～0.9 克（相当于原生药 2～3 克），连服 2 个月。

【功能主治】降低血脂。主治高脂血症。

【疗效】应用本方治疗 52 例，降胆固醇有效率为 65.7%，降甘油三酯有效率为 47.8%。本方对一部分合并冠心病患者还有减轻心绞痛及胸闷的疗效。

【来源】中医杂志，1988（6）：45

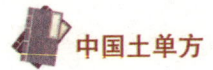

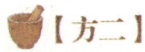【方二】

印度穆库尔没药适量。

【用法】取上药打碎成蚕豆大小，按用量炒至内外皆成黑色（没有炭化），去除部分挥发油（其树脂含量较高，药效较好）。打碎成粉，装空心胶囊（以防药粉黏附于食道壁上）。口服，每天4次，每天总量为8克，连服3个月。

【功能主治】活血，通脉，降脂。主治冠心病。表现为心前区疼痛，劳累时呼吸困难，有心绞痛和心肌梗死史，血脂升高，心电图有ST段降低，T波倒置等。

【疗效】应用本方治疗68例冠心病患者，结果心前区不适及疼痛消失或减轻67例，活动后呼吸困难消失42例，有明显的临床效果。

【来源】山西中医，2002，18（4）：10

二、活血调经药与土单方

01 丹参

本品为唇形科多年生草本植物丹参的根。

【处方用名】丹参、紫丹参。

【性味归经】性微寒，味苦。入心、肝经。

【功能主治】活血调经，凉血消肿。本品苦寒降泄，入血分，清血中郁热而除心烦，泻血中郁热而又活血通经，为血热而有瘀滞的常用药。可用于妇女月经不调、经闭、痛经、疮痈肿毒及心血瘀阻的心烦

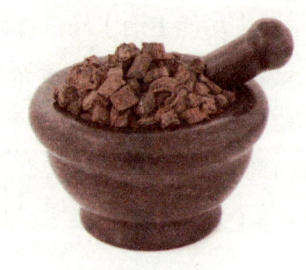

胸闷、胸痛，以及热病心营被伤的心烦不寐等。

【用量用法】一般用量 5～15 克，水煎服。

⊙ 常用单方 ⊙

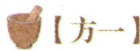【方一】

丹参适量。

【用法】取上药，晒干后切片，加水煎煮取汁 2 次，过滤，滤液合并煎成 30%～50% 的煎剂，临用时酌加糖浆。每次服 30～50 毫升，每天 2～3 次，连服 2～3 个月。

【功能主治】活血化瘀，软坚散结。主治晚期血吸虫病所致肝脾肿大。

【疗效】应用本方治疗 43 例，肝肿缩小者占 44.4%，变软者为 55.5%；脾肿大缩小者占 48.8%，变软者为 53.6%，且对肝功能也有改善作用。

【来源】中华医学杂志，1958，44（6）：342

【方二】

丹参 1000 克。

【用法】取上药 30 克，水煎。每天 1 剂，早晚分 2 次口服，30 天为 1 个疗程。

【功能主治】补心安神。主治神经衰弱。症见失眠多梦、健忘怔忡、惊悸心慌等。

【疗效】应用本方治疗 100 例，治愈 25 例，显效 50 例，有效 25 例，总有效率为 100%。

【来源】山西医药杂志，1988，17（6）：367

【方三】

白花丹参适量。

【用法】取上药，晒干，碎为细末，加入 55 度白酒浸泡 15 天，配制成 5%～10% 的白花丹参酒。每次饮服 20～30 毫升，每天 3 次。如病

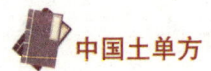

情严重、疼痛剧烈者，而且又会饮酒者，每次可服50毫升，每天2~3次，或顿服药酒至醉为度。

【功能主治】活血通脉。主治血栓闭塞性脉管炎。症见下肢肢端疼痛，足趾持续变冷，皮肤苍白或青紫，天寒时尤其明显，足背动脉搏动减弱甚或消失，有间歇性跛行史等。

【疗效】应用本方治疗34例，临床治愈15例，显效9例，好转3例，无效7例，总有效率为90.2%。

【来源】《中药大辞典》

02 红花

本品为菊科植物红花的筒状花冠。

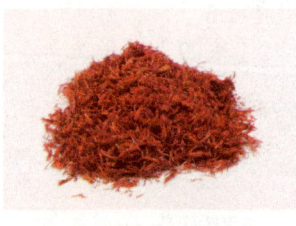

【处方用名】红花。

【性味归经】性温，味辛。入心、肝经。

【功能主治】活血通经，祛瘀止痛。本品辛散温通，少用和血调血养血，多用行血，过用则血行不止，为行血滞、止疼痛的常用药。凡血滞所致的经闭、痛经、癥瘕腹痛及产后瘀血腹痛多用之。其次，用于祛瘀止痛，如血瘀胸痹、关节痹痛、痈疽疮毒、跌打损伤等。

【用量用法】一般用量3~10克，水煎服；亦可入丸、散剂。

◉ 常用单方 ◉

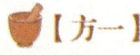【方一】

红花60克。

【用法】取上药，加大枣12枚以及水300毫升，煎至150毫升，过滤取液加蜂蜜60克调匀。空腹温取，吃枣，每天1次，连服20剂。

【功能主治】活血生肌愈疡。主治十二指肠球部溃疡。

【疗效】应用本方治疗 12 例，均获近期治愈。

【来源】山东中医杂志，1985（4）：20

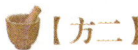【方二】

藏红花 2 克。

【用法】取上药，加入猪瘦肉 50～100 克中，再加白糖适量蒸熟。口服，隔天 1 次。

【功能主治】活血消斑。主治离心型环形红斑。症见双膝关节处、胸前部及双前臂犹如银元及钱币大小不等的淡红色斑疹。

【疗效】应用本方治疗 22 例，分别于用药 75 天和 86 天后治愈。

【来源】湖南中医杂志，1985，1（4）：14

03 桃仁

本品为蔷薇科落叶乔木桃树的成熟种仁。

【处方用名】桃仁、桃仁泥。

【性味归经】性平，味苦、甘。入心、肝经。

【功能主治】破血行瘀，润燥滑肠。本品苦泄，甘缓质润，为破血消瘀的常用药。凡瘀血积滞的经闭、跌打损伤的瘀痛、产后有瘀血块痛以及血阻脉络关节不利都常用之。以其甘润滑肠，又常用于津枯便闭。

【用量用法】一般用量 6～10 克，水煎服。

⊙ 常用单方 ⊙

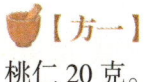【方一】

桃仁 20 克。

【用法】取上药研细末；在锅内炼猪大油，取汁 20 毫升，趁热纳桃仁细末，搅匀，放冷成膏，用时涂患处，每日 3 次。

【功能主治】活血润肤。主治唇风。唇风好发于春、秋季，儿科多见，临床表现为唇部红肿、痒痛、干燥，日久干裂流水等。

【疗效】应用本法治疗 20 例，治愈 17 例，平均用药 3 天即愈。

【来源】中医外治杂志 2001，10（3）：41

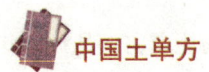 【方二】

生桃仁 30 粒。

【用法】取上药捣成泥状，香油拌匀，外敷患处，每日换药 1 次，连用 7 天。

【功能主治】活血消肿解毒。主治身体表面无名肿毒。

【疗效】本法疗效好，此外，桃仁配马齿苋共捣成泥状，外敷患处，可治带状疱疹。

【来源】新中医，2002，34（10）：60

【方三】

去皮尖桃仁 40～50 枚，盐酸黄连素片 7～10 片。

【用法】取上药共研细末，另取熬化的猪油 20 毫升，香油 10 毫升，将上药拌匀成糊状，贮瓶内备用，每日外涂 2 次，一般 3～5 天即愈。

【功能主治】活血润燥。主治火毒蕴结所致口疮、口角炎、口腔溃疡、唇痒干裂。

【疗效】成文尧父亲成九轩经验所得，疗效满意。

【来源】中医杂志，2003，44（3）：172

04 鸡血藤

本品为豆科植物鸡血藤的藤茎。

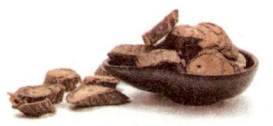

【处方用名】鸡血藤。

【性味归经】性温，味苦、微甘。归肝、肾经。

【功能主治】行血，补血，舒筋活络。主治月
　　　　　　经不调，经闭痛经，血虚萎黄，
　　　　　　风湿痹痛，手足麻木，肢体瘫痪等。

【用量用法】一般用量 10 ~ 15 克，水煎服；或浸酒饮服，或熬膏服用。

⊙ 常用单方 ⊙

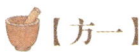 【方一】

鸡血藤浆。

【用法】取上药 10 毫升，每天 3 次，口服，儿童酌减。

【功能主治】补血升白。主治放射线引起的白细胞减少症。

【疗效】应用本方治疗 30 例，疗效满意。一般用药第 3 天起白细胞即有明显上升，中性粒细胞、红细胞、血色素也略有增高。

【来源】上海中医药杂志，1965（9）：16

【方二】

鸡血藤 60 ~ 90 克。

【用法】取上药，加水煎煮 2 次，每次 30 分钟。分 2 次口服，早晚各 1 次。

【功能主治】活血消肿。主治急性乳腺炎早期。

【疗效】应用本方治疗 24 例，治愈 21 例，好转 2 例，无效 1 例。

【来源】中医杂志，1984（8）：27

第四章
利水渗湿药与土单方

　　利水渗湿药具有利水消肿，利尿通淋，利湿退黄的功效。用于治疗水湿内停为主要作用的药物，统称为利水渗湿药。根据利水渗湿药的药性特点和功效、主治的不同，将其分为利水消肿药、利尿通淋药、利湿退黄药进行介绍。适用于治水湿内停证，如小便不利，水肿，泄泻，痰饮，淋证，黄疸，湿疮，带下，湿温等。凡阴亏津少，肾虚遗精，遗尿者，应慎用或忌用。孕妇慎用。

❁ 一、利水消肿药与土单方 ❁

01 赤小豆

　　本品为豆科植物赤小豆的成熟种子。

【处方用名】赤豆、小豆、红豆、红小豆、
朱小豆、赤小豆。

【性味归经】性平，味甘、酸。入心、小肠
经。

【功能主治】清热利水，行血消肿，解毒排

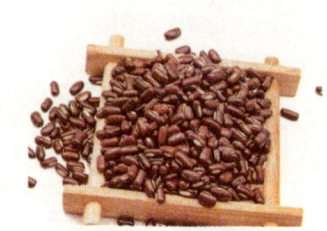

脓。本品善下行利水，可治脚气水肿。取其行血消肿、解毒排脓作用，可用于治痈肿疮毒、痔疮便血等症。

【用量用法】一般用量10~30克，水煎服。

◎ 常用单方 ◎

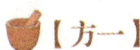【方一】

赤小豆500克。

【用法】取上药，与活鲤鱼1条（重500克以上）一起，煮至豆烂。将豆、鱼、汤分数次服完，每天或隔天1剂，连续服用，以愈为止。

【功能主治】利水消肿。主治肝硬化腹水。

【疗效】据河北中医研究院报道，应用本方治疗2例，均获满意疗效。

【来源】中医学术参考资料，1959（1）：63

【方二】

赤小豆1500克。

【用法】取上药，每次用250克煮汤饮浓汁，每天早晚服用，连服3~5天。

【功能主治】通乳。主治产后缺乳症。

【疗效】据梁兆松报道，应用本方治疗20例，均获满意疗效。

【来源】赤脚医生杂志，1975（2）：593

【方三】

赤小豆500克。

【用法】取上药，研成细粉，备用。每次根据患处面积大小取适量，以鸡蛋清调敷患处，每天或隔天1次。

【功能主治】利湿解毒。主治丹毒。

【疗效】据夏治平等报道，应用本方治疗本病疗效较佳。

【来源】陕西新医药，1975（4）：41

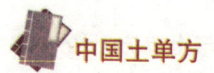

02 玉米须

本品为禾本科植物玉蜀黍花柱及柱头。

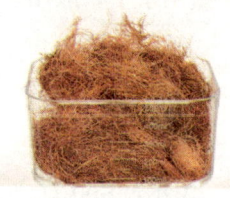

【处方用名】玉米须。

【性味归经】性平，味甘。归膀胱、肝、胆经。

【功能主治】利水消肿，利湿退黄。主治水肿，
黄疸等。

【用量用法】一般用量15~30克，量大时可用至60克，水煎服；鲜品
加倍。

⊙ 常用单方 ⊙

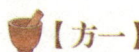【方一】

干燥玉米须50克。

【用法】取上药，加温水600毫升，用文火煎煮20~30分钟，得
300~400毫升滤液。每天1次或分次服完。

【功能主治】利水消肿。主治慢性肾炎。

【疗效】据刘慰祖等报道，应用本方治疗慢性肾小球肾炎9例，经
10个多月观察，其中3例获得痊愈，2例进步，其余4例疗效不明显。

【来源】上海中医药杂志，1982（11）：5

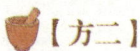【方二】

玉米须30~60克。

【用法】取上药，水煎。口服，每天1剂。

【功能主治】利尿解毒，凉血止血。主治急性溶血性贫血并发血红
蛋白尿。

【疗效】据记载，应用本方治疗2例因食用野生植物"招鸟棒"中
毒引起的本病，分别于服药4小时及6小时后尿量增加，肉眼已看不到
酱油样血尿，黄疸减退或消失。治疗过程中均静脉滴注5%的葡萄糖盐

水、维生素C及输血。

【来源】《中药大辞典》

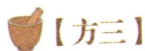【方三】

玉米须60克。

【用法】取上药，洗净煎服，每日早、晚2次，同时服氯化钾1克，每日3次。

【功能主治】利水消肿。主治水肿。

【疗效】临床治疗12例，其中10例伴有严重的周期性水肿，或有胸水及腹水，2例水肿较轻，治疗3个月后，9例水肿完全消退，2例大部消退，最快1例于服药后10天水肿全消。一般于服药3天即开始有利尿现象，同时尿蛋白、非蛋白氮均有不同程度的下降，少数病例血浆有所升高，部分病例的酚红试验及血压转为正常。

【来源】《中药大辞典》

03 茯苓

本品为多孔菌科真菌茯苓的菌核。

【处方用名】茯苓、白茯苓、云茯苓。

【性味归经】性平，味甘。入心、肝、脾、肾、胃经。

【功能主治】渗湿利水，补脾宁心。本品甘平补益，淡可渗利。取其补益功用，可补脾宁心，取其淡渗效力，可利水消肿。为治疗心脾虚弱所致的心悸少寐、脾虚湿滞的水肿、小便不利及泄泻痰饮等的常用药物。

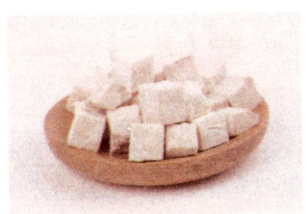

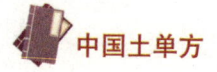

【用量用法】一般用量 10 ~ 15 克，水煎服；或入丸、散剂。

⊙ 常用单方 ⊙

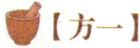【方一】

茯苓 500 克。

【用法】取上药，烘干，研为细末，备用。每次 6 克，每天 2 次，口服；或于睡前服 10 克。同时外用酊剂（补骨脂 25 克、旱莲草 25 克，用 200 毫升 75% 的酒精浸泡 1 周后即可），1 天数次涂患处。

【功能主治】健脾生发。主治斑秃。

【疗效】据肖洪久报道，应用本方治疗 8 例，均在 2 个月内治愈，未出现副作用。

【来源】中华皮肤科杂志，1982（2）：110

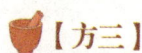【方二】

茯苓适量。

【用法】取上药，研为细粉，炒后放瓷瓶内备用。1 岁以内每次 1 克，每天 3 次，口服。

【功能主治】健脾渗湿止泻。主治婴幼儿秋季腹泻。

【疗效】据林源震报道，应用本方治疗 93 例，治愈 79 例，好转 8 例，无效 6 例。

【来源】北京中医，1985（5）：31

【方三】

茯苓适量。

【用法】取上药，制成含量为 30% 的饼干。每次服 8 片（每片含生药 3.5 克），儿童减半，每天 3 次，1 周为 1 个疗程。如制饼干有困难，则可采用研粉煮粥法，每次 30 克，每天 3 次。

【功能主治】健脾利水。主治水肿。

【疗效】据陈建南报道，应用本方治疗 30 例，显效 23 例，有效 1 例，无效 6 例。据观察，茯苓饼干的疗效比同量茯苓水煎液疗效满意。茯苓制成食品剂型，经 220℃以上高温烘烤后，仍具排钠保钾作用。30 例患者中，服本品前大便溏薄者 24 例，服用后 1 周左右大便完全恢复正常，睡眠好转 11 例，脾虚纳少者食欲日趋正常。

【来源】上海中医药杂志，1986（8）：25

04 薏苡仁

本品为禾本科植物薏苡的成熟种仁。

【处方用名】薏苡仁、苡仁、薏米。

【性味归经】性微寒，味甘、淡。入脾、胃、肺经。

【功能主治】健脾补肺，利湿清热。本品甘淡微寒，既能渗利，又能清热，且有健脾补肺的功效。凡脾湿泄泻、食少、水肿、脚气、小便不利及肺痈、肠痈、风湿痛，都宜用。但生用利湿热较好，炒用止泻痢较佳。

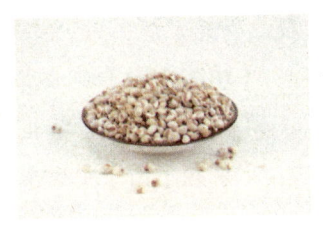

【用量用法】一般用量 10～30 克，水煎服。

⊙ 常用单方 ⊙

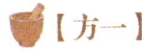【方一】

薏苡仁 10～30 克。

【用法】取上药水煎。连渣服，每天 1 剂，连用 2～4 周。

【功能主治】解毒消疣。主治扁平疣。

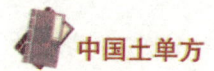

【疗效】据李崇信报道，应用本方治疗27例，痊愈9例，显效11例，无效7例。

【来源】中华皮肤科杂志，1958（6）：492

【方二】

薏苡仁15克。

【用法】取上药，与蜜枣30克，加酒适量煎服。

【功能主治】祛湿止痒。主治荨麻疹。

【疗效】据邱家廷报道，应用本方治疗本病疗效满意。

【来源】江西中医药，1980（1）：43

【方三】

薏苡仁30~45克。

【用法】取上药，加水浓煎，滤取药液，加白糖适量。分3~5次服，隔天1剂。

【功能主治】利水消肿。主治婴儿睾丸鞘膜积液。

【疗效】据李彦明报道，应用本方治疗本病3例，均获治愈。

【来源】山东中医杂志，1985（3）：39

05 泽泻

本品为泽泻科植物泽泻的块茎。

【处方用名】泽泻、建泽泻。

【性味归经】性寒，味甘。入肾、膀胱经。

【功能主治】渗湿利尿，泄热。本品甘淡渗利，能通小便；甘寒泄热，能泄肾与膀胱之火。为治小便不利、水肿胀满、湿热下注、泄泻、尿少及停饮眩晕之品。

【用量用法】一般用量 5～10 克，水煎服。

⊙ 常用单方 ⊙

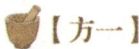【方一】

泽泻 10～12 克。

【用法】取上药，水煎。每天早晚各服 1 次。

【功能主治】泄热利湿，益肾止遗。主治遗精。

【疗效】据侯土林报道，应用本方治疗相火妄动之遗精 14 例，均速获良效而愈。

【来源】中医杂志，1983（7）：53

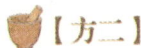【方二】

泽泻 15 克。

【用法】取上药，煎汤代茶饮，每天 1 剂。

【功能主治】清热利湿，泻泄相火。主治强中症。症见阴茎坚挺不倒、胀痛难眠，心烦口渴，舌红苔薄黄，脉弦数。

【疗效】据庄柏青报道，应用本方治疗强中症 3 例，均获治愈。

【来源】中医杂志，1987，28（10）：65

❖ 二、利尿通淋药与土单方 ❖

01 车前子

本品为车前科植物平车前及车前的成熟种子。

【处方用名】车前子、车前仁。

【性味归经】性寒，味甘。入肾、肝、肺、膀胱、小肠经。

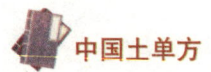

【功能主治】利水通淋，渗湿止泻，清热明目，祛痰止咳。本品甘寒滑利，性偏渗泄，为渗湿利水的常用药，多用于湿热淋浊、泄泻及水肿、妇女白带等。以其有清热明目效能，可用于肝火目赤涩痛，或肝肾不足所致的目暗昏花、迎风流泪。此外，还有化痰止咳作用，可用于治痰热咳嗽。

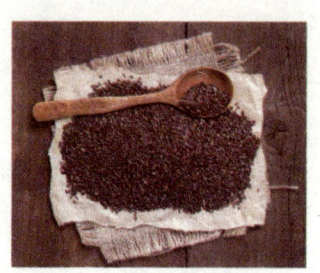

【用量用法】一般用量 10～15 克，水煎服。

⊙ 常用单方 ⊙

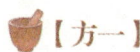【方一】

车前子 30 克。

【用法】取上药，浓煎取汁，加蜂蜜 30 毫升，和匀。每天分 3～4 次服。

【功能主治】清肺化痰止咳。主治百日咳。

【疗效】据钱存济报道，应用本方治疗百日咳有较显著的疗效。轻者 1 周，重者半月即可痊愈。

【来源】浙江中医杂志，1958（12）：32

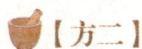【方二】

车前子 10 克。

【用法】取上药，烘干研末，用水送服。1 周后复查，如未成功隔 1 周再服 1 次，最多服 3 次。如无效即为失败。

【功能主治】矫正胎位。主治胎位不正。

【疗效】据记载，应用本方治疗 68 例，转正率达 90%。孕妇在产前检查发现胎位异常者，待妊娠 28～32 周时，试服车前子可望胎位矫正。

【来源】福建医药科技简报，1960（5）：3

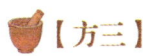【方三】

车前子适量。

【用法】取上药，炒焦研碎。4～12个月小儿每次服0.5克，1～2岁小儿每次服1克，每天3～4次。

【功能主治】健脾助运，渗湿止泻。主治小儿单纯性消化不良。

【疗效】据吕文玺报道，应用本方治疗63例，治愈（药后腹泻停止，大便恢复正常）53例，平均2.1天治愈，好转6例，无效4例。

【来源】天津医药杂志，1961，3（6）：402

02 木通

本品为马兜铃科植物木通马兜铃、木通科植物白木通、毛茛科植物小木通等的藤茎。

【处方用名】木通、白木通、苦木通、三叶木通、川木通。

【性味归经】性寒，味苦。入心、肺、小肠、膀胱经。

【功能主治】利尿泻火，通经下乳。本品苦寒降泄，清热利窍，善清心与小肠之火，导湿热下行，并有通经脉、利关节、下乳的功效。常用于心火亢盛或湿热下注膀胱所致的小便短赤、淋涩热痛、心胸烦热及水肿脚气、湿热痹痛、经闭不通、乳汁不下等症。

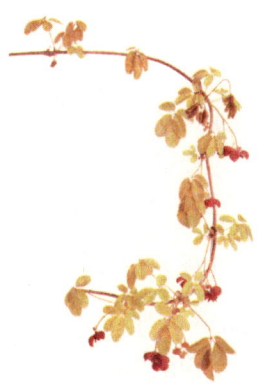

【用量用法】一般用量3～6克，水煎服；或入丸、散剂使用。

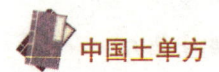

⊙ 常用单方 ⊙

木通（未注明品种）50～75克。

【用法】取上药，加水煎成50～100毫升，每次25～30毫升，每天2～3次，口服。

【功能主治】通经活络。主治周期性麻痹。

【疗效】据巩成勤报道，应用本方治疗4例，均在用药4剂后收到显著疗效。

【来源】辽宁中医，1977（1）：18

03 滑石

本品为硅酸盐类矿物滑石族之滑石，主含含水硅酸镁成分。

【处方用名】滑石、滑石粉、飞滑石。

【性味归经】性寒，味甘。入胃、膀胱经。

【功能主治】利尿渗湿，清热解暑。本品甘淡性寒，质重而滑，淡能渗湿，寒可清热，质重能降，滑可利窍。为夏日伤暑烦渴身热尿赤、尿血、尿闭及淋浊涩痛、湿热下注之水肿、泄泻的常用药。外用可治皮肤湿疮等。

【用量用法】一般用量10～20克，水煎服。外用适量。

⊙ 常用单方 ⊙

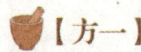【方一】

滑石60克。

【用法】取上药，加水浓煎，过滤取汁调入蜂蜜120毫升、白酒120毫升口服，每日1剂，连服3剂为1个疗程。

【功能主治】利水通淋。主治输尿管、膀胱结石。

【疗效】据晋晨报道，应用本方治疗输尿管、膀胱结石 20 例，结果全部排出尿结石。排石时间最短为 3 天，最长 2 个月，多数 2~3 周。

【来源】《临床验方集锦》

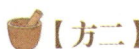 【方二】

滑石 15 克。

【用法】取上药，加水 250 毫升用文火煎沸 30 分钟，去沉渣，加入适量红糖、食盐（略带有点甜味、咸味为度）即可。频服代茶饮之。

【功能主治】利水渗湿。主治小儿秋季腹泻。

【疗效】据曾长楼报道，应用此法，寒热不偏，温凉适中，泻不伤正，补不恋邪，取之方便，服之有效，甚为满意。

【来源】中国乡村医生杂志，1999（10）：42-43

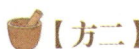 【方三】

细滑石粉 50~60 克。

【用法】取上药，以沸水浸泡至水温适宜时，将其搅匀后稍作沉淀，取混浊药液 200~250 毫升，1 次服下，视病情需要可每天服 1~2 次以上。

【功能主治】利水通淋。主治产后尿潴留。

【疗效】据熊新年报道，经治 30 例，除 1 例无效外，29 例均在 4 小时内排尿。

【来源】新中医，2001，33（7）：38

04 石韦

本品为水龙骨科植物有柄石韦的全草。

【处方用名】石韦。

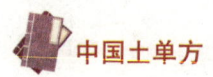

【**性味归经**】性微寒，味甘、苦。入肺、膀胱经。

【**功能主治**】利尿通淋，清热止血。本品味苦，能上清肺热，下达膀胱而利尿，且能凉血、止血而通淋。多用于热淋、血淋、尿涩作痛。

【**用量用法**】一般用量 6～15 克，大剂量用 30～60 克，水煎服。

⊙ 常用单方 ⊙

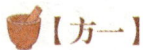【方一】

石韦全草适量。

【用法】根据年龄大小取上药，4～9 岁用 15 克，10～15 岁用 30 克，16 岁以上用 45 克，每 30 克加水 1000 毫升，煎成 300 毫升，加冰糖 30 克。分 3 次服，每天 1 剂。

【功能主治】祛痰平喘。主治支气管哮喘。

【疗效】据上官锐报道，应用本方治疗 11 例，痊愈 7 例，症状减轻者 2 例，无改变者 2 例。停药后复发者再用本方治疗仍有效。

【来源】上海中医药杂志，1965（2）：18

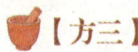【方二】

石韦 30 克。

【用法】取上药，与大枣 10 克同水煎。每天服 1 剂。必要时可据辨证酌加其他中药。

【功能主治】升白细胞。主治白细胞减少症。

【疗效】据李文海等报道，应用本方治疗 47 例，全部显效，其中服药 6 剂以内显效者 45 例，服 12 剂以内显效者 2 例。

【来源】湖南中医杂志，1992（1）：7

【方三】

有柄石韦叶 20 片左右（相当于 2～3 克）。

【用法】取上药，加水 500~1000 毫升，水煎。分 2 次服，每天 1 剂。也可用开水浸泡，当茶饮用。

【功能主治】利水通淋。主治急、慢性肾炎。

【疗效】据记载，应用本方治疗急性肾炎 39 例，有效 36 例，无效 3 例；治疗肾盂肾炎 20 例，有效 17 例，无效 3 例。治疗慢性肾炎数十例亦收到一定疗效。

【来源】《中药大辞典》

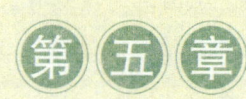

化痰止咳平喘药与土单方

凡具有祛痰或消痰作用的药物，统称为"化痰药"；凡具有减轻或制止咳嗽气喘症状的药物，统称为"止咳平喘药"。根据药性特点及功效主治不同，分为温化寒痰药、清化热痰药及止咳平喘药。化痰药适用于治疗痰证，止咳平喘药适用于治疗咳喘证。有强烈刺激性的药物，忌用于治疗痰中带血或咯血的患者。应用化痰药时，常与健脾药同用，因脾为生痰之源，健脾药可以杜绝痰的生成；又常配行气药同用，因气行则痰易消，行气药可加强化痰药的作用。

❖ 一、温化寒痰药与土单方 ❖

01 半夏

本品为天南星科植物半夏的块茎。

【处方用名】法半夏、姜半夏、半夏曲。

【性味归经】性温，味辛。有毒。入肺、胃经。

【功能主治】降逆止呕，燥湿化痰，消痞散结。本品辛散降逆、温燥化痰，为和脾胃降逆化痰的要药。尤其降逆功效较好，长于止呕吐。燥可去湿而善治湿痰，辛散能通而消散痞结。常用于气逆湿阻的呕吐、恶心、痞满，气逆痰郁的咳嗽、吐痰等症。但生用毒性剧烈，姜炙偏于止吐，矾炙偏于化痰，炙成曲能化痰消食。

【用量用法】一般用量3～9克，水煎服；入丸、散剂。外用适量。

◎ 常用单方 ◎

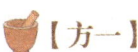【方一】

生半夏30～60克。

【用法】取上药，配鲜生姜30～50克。用沸水泡后频频服用，或用武火（即大火）煎30分钟后频频服用，每天1剂。

【功能主治】祛痰息风止痛。主治眉棱角痛，表现为痛如锥刺样，多由脾不运湿、风痰相兼而致。

【疗效】应用本方治疗108例，服1～3剂而愈者59例，服4～6剂痊愈者32例，服8剂以上痊愈者17例。复发者32例，仍按原法治愈。需注意，生半夏力猛，儿童用量应随年龄酌减。中病即止，不可过量。

【来源】新中医，1991（5）：56

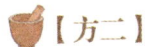【方二】

生半夏30克。

【用法】取上药，研为极细末，用陈醋适量调糊。敷患处，包扎固定，每天换药1次。

【功能主治】化痰散瘀，消肿止痛。主治闪挫伤筋及跌打损伤表皮未破者，可减轻局部青紫肿胀。

【疗效】应用本方治疗跌打损伤30例，轻者1次即愈，重者3次告愈。

【来源】四川中医，1987（10）：52

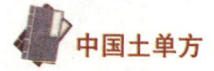

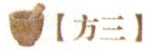【方三】

生半夏6克。

【用法】取上药，加醋30毫升，微火煮沸30分钟，去渣，加鸡蛋1枚搅匀，再煮沸即得。服法不拘时，少少含咽为佳，使药力持久作用于咽部。

【功能主治】消炎止痛。主治慢性咽炎、慢性扁桃体炎，表现为咽部梗阻疼痛，吞咽不利，扁桃体、咽部红肿，舌红苔腻，脉滑数。

【疗效】应用此方治疗本病收效甚好。对于屡用抗生素无效者效果更为明显。

【来源】四川中医，1985（1）：15

02 天南星

本品为天南星科草本植物天南星的块茎。

【处方用名】天南星、南星、制南星。

【性味归经】性温，味苦、辛。归肺、肝、脾经。

【功能主治】燥湿化痰，祛风止痉，散结消肿。主治湿痰证，寒痰证，风痰眩晕，中风，癫痫，痈疽肿痛等。

【用量用法】一般用量3～10克，水煎服。外用适量。

⊙ 常用单方 ⊙

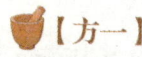【方一】

生天南星1枚。

【用法】先取米醋适量，放入底面粗糙的瓷碗中，然后用拇、食指紧捏住天南星，在碗底中反复旋转磨汁成糊状。不拘时，用棉签蘸擦患处。

【功能主治】解毒散结。主治发际疮，表现为项后发际处灼热红肿疼痛，形如粟米颗粒，顶白肉赤，破流脓液，蔓延成片，头顶俯仰疼痛加剧。

【疗效】应用本方治疗多例，效果良好。一般4～5天红肿痛痒症状改善，以至痊愈。

【来源】中医杂志，1983，24（1）：54

【方二】

生天南星适量。

【用法】取上药，研为细粉，加入食醋中。5天后外搽患处，每天3～4次。

【功能主治】消炎止痛。主治腮腺炎，表现为腮部肿胀疼痛，可伴有发热等。

【疗效】应用本方治疗6例，当天即退热，症状减轻，平均3～4天肿胀逐渐消退。

【来源】《中药大辞典》

【方三】

生鲜或干天南星约5克。

【用法】取上药，磨醋（10毫升）成汁。涂搽患处及周围，涂搽范围越大效果越好，每天2～3次，直至肿胀全部消失为止。

【功能主治】解毒消肿。主治毒蛇咬伤，表现为蛇咬伤后疼痛难忍，继而肿胀。

【疗效】应用本方治疗3例，均获痊愈。

【来源】四川中医，1988（5）：39

03 白芥子

本品为十字花科草本植物白芥的成熟种子。

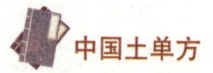

【处方用名】白芥子。

【性味归经】性温，味辛。归肺经。

【功能主治】温肺祛痰，利气通络。主治寒痰喘咳，阴疽流注，肢体麻木，关节肿痛等。

【用量用法】一般用量3～6克，水煎服。外用，研末调敷。

◉ 常用单方 ◉

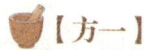【方一】

白芥子100克。

【用法】取上药，研为细末。分3次用，每次加90克白面，用水调好，做成饼。饼大小视背部面积而定，每晚睡觉前敷背部，晨起丢掉。一般连用2～3次便可。

【功能主治】通达经络，止咳平喘。主治小儿急慢性气管炎及哮喘，表现为咳喘痰多或伴纳呆，舌苔白厚，肺部听诊有干湿性啰音或有哮鸣音。

【疗效】应用本方治疗50例，敷第1次时症状稳定；第2次后症状大减，哮鸣音明显减弱；第3次后症状基本消除，无效者极少。

【来源】黑龙江中医药，1988（1）：29

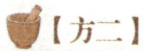【方二】

白芥子50克。

【用法】取上药，研为细末，用米酒50克调成膏状，摊在纱布上，贴敷在患侧阳白、地仓、颊车、四白4穴上，胶布固定，4～6小时取下，10天内防止患侧受风。若无效，7天后贴敷第2次。贴药部位可起水疱，乃药物刺激所致，可用无菌注射器将疱内液体抽出，让其自行脱屑而愈。

【功能主治】祛痰通络。主治周围性面瘫，表现为患侧额纹及鼻唇沟消失，眼不能闭合，面肌松弛，不能鼓腮、噘嘴，口水流出，食物易停滞。

【疗效】应用本方治疗 150 例，痊愈 139 例，有效 7 例，无效 4 例。

【来源】河北中医，1991（5）：22

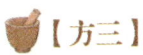【方三】

白芥子末 5 克。

【用法】取上药，用 30℃的温水调成糊状。将药涂在 1 块 20 厘米见方的正方形纱布上，贴在小腹膀胱胀满部位，上盖 1 条毛巾，再加上热水袋热敷 10～15 分钟。小便自利后，再服益气活血利尿的中药以巩固疗效。

【功能主治】通利小便。主治产后尿潴留，表现为小便点滴不畅甚则小便不通，小腹胀满不适。

【疗效】应用本方治疗 22 例，全部自行排尿，均无复发。

【来源】江苏中医，1990（2）：36

04 皂荚

本品为豆科植物皂荚的果实。

【处方用名】皂荚、牙皂、猪牙皂。

【性味归经】性温，味辛、咸。有小毒。归肺、大肠经。

【功能主治】祛除顽痰，通窍开闭，杀虫止痒。主治顽痰阻肺，咳喘痰多，中风，痰厥，癫痫，喉痹，皮癣，疮痒等。

【用量用法】一般用量 1.5～5 克，水煎服；入丸、散剂服，每次 1～1.5 克。外用适量。

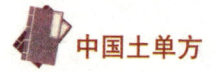

⦿ 常用单方 ⦿

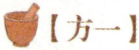【方一】

大皂角适量。

【用法】用大皂角炒，研末，入醋收膏，贴敷患侧口角。

【功能主治】祛风通络。主治面神经炎，表现为病侧面部表情肌瘫痪、额纹消失、眉低口垂、眼睑扩大、目不能闭、有泪溢、食滞、流涎、漏气等症状。

【疗效】应用本方治疗300例，结果：痊愈250例，好转40例，总有效率为96.6%。

【来源】陕西中医学院学报，1995（4）：25

【方二】

皂角籽100个。

【用法】取上药，加红糖6克、陈醋500克，放入砂锅内浸泡7天后，将砂锅上火熬干，皂角籽微黄时研为细粉，分为20包。每天1次，每次1包，煎汤冲服。

【功能主治】软坚散结。主治淋巴结结核，表现为淋巴结肿大。

【疗效】应用本方治疗13例，其中临床痊愈（肿大淋巴结消失）12例，有效（淋巴结缩小软化）1例。

【来源】实用中西医结合杂志，1991，4（5）：312

【方三】

皂角粉少许。

【用法】取上药，涂入鼻腔。待打喷嚏时，用手指堵住无异物之鼻孔，以增加压力即可。

【功能主治】通鼻窍。主治鼻腔异物，多见于小儿。

【疗效】应用本方治疗12例，效果满意，无副作用。

【来源】吉林中医药，1985，（3）：27

二、清化热痰药与土单方

01 川贝母

本品为百合科草本植物川贝母的鳞茎。

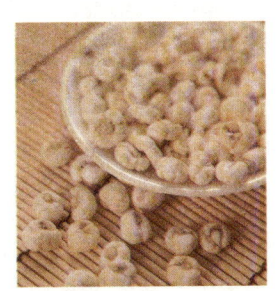

【处方用名】川贝母、尖贝、青贝。

【性味归经】性微寒，味苦、甘。归肺、心经。

【功能主治】清热化痰，润肺止咳，散结消肿。主治虚劳咳嗽，肺热燥咳，瘰疬，乳痈，肺痈等。

【用法用量】一般用量3～10克，水煎服；若研末冲服，每次1～2克。外用适量，研末撒。

◎ 常用单方 ◎

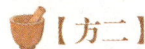【方一】

川贝母10克。

【用法】取上药，黑、白芝麻各20克，炒黄研细，用香油调成糊状。涂敷。

【功能主治】润燥生肌。主治乳头皲裂。俗称烂乳头。哺乳期妇女常见，疼痛难忍，哺乳时疼痛更剧，有出血渗脓或不出血者。

【疗效】应用本方治疗8例，全部在1周内痊愈，取得良好效果。治疗期间适当减少哺乳，或患侧停乳。

【来源】浙江中医杂志，1984，19（7）：309

【方二】

贝母适量。

【用法】取上药，去心，用麸皮炒令黄，去麸皮，将贝母研为末，

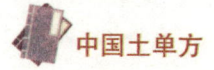

与适量砂糖拌匀，为丸如绿豆大。含化1丸。

【功能主治】润肺止咳。主治孕妇咳嗽。

【来源】《灵验良方汇编》

【方三】

川贝母适量。

【用法】取上药，粉碎，过80～100目筛后，备用。每天按每千克体重0.1克计量，分3次服。

【功能主治】消积化食，止泻止痛。主治婴幼儿消化不良，表现为腹泻、腹痛、患儿哭闹不安。

【疗效】应用本方治疗10例，2天痊愈4人，3天痊愈3人，4天痊愈3人，总有效率为100%。

【来源】黑龙江中医药，1991（3）：38

02 桔梗

本品为桔梗科草本植物桔梗的根部。

【处方用名】桔梗、苦桔梗。

【性味归经】性平，味苦、辛。入肺经。

【功能主治】宣肺解表，祛痰排脓。本品辛散苦泄，外浮上行，能开肺气、消郁结，有解表、利咽、止咳祛痰、托疮排脓的功效。常用于咳嗽痰多、咽痛、失音、胸闷、肺痈吐脓及痈疽脓出不畅等，并有载诸药上行的效能，常作引经药，用于人体上部的

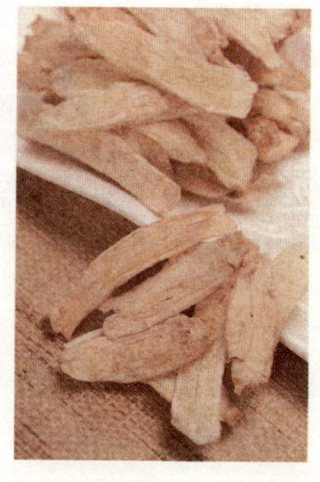

疾病。

【用量用法】一般用量 3 ~ 10 克，水煎服；或入丸、散剂。

◉ 常用单方 ◉

桔梗 30 克。

【用法】取上药，研细末，分为 2 份。每天黄酒冲服 1 份，重症者每天服 2 次，服后卧床休息，使局部微出汗。

【功能主治】调气活血止痛。主治急性腰扭伤。

【疗效】应用本方治疗 8 例，轻者服药 1 次，重者服药 3 次，均获痊愈。

【来源】赤脚医生杂志，1976（5）：22

03 竹茹

本品为禾本科植物青秆竹茎秆的中间层。

【处方用名】竹茹。

【性味归经】性微寒，味甘、淡。入肺、胃经。

【功能主治】清热化痰，止呕。本品甘寒清热，甘淡和胃，既能清肺胃郁热，又能祛痰火扰攘，为清虚热烦渴，止呕吐、吐衄的常用药，尤以止呕为佳。常用于热病伤津的呕吐及痰火内扰的虚烦不寐等。

【用量用法】一般用量 5 ~ 10 克，水煎服。

◉ 常用单方 ◉

竹茹 50 克。

【用法】取上药，加水，以 1 碗煮取小半碗。徐徐服尽为度。

【功能主治】清热除烦。主治妊娠心烦。

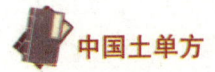

【来源】《家庭偏方秘方验方大全》

04 胖大海

本品为梧桐科植物胖大海的干燥成熟种子。

【处方用名】胖大海、大发、安南子、大洞国、
通大海。

【性味归经】性微寒，味甘、淡。入肺、大肠经。

【功能主治】开肺清热，清肠通便。本品甘淡微
寒，能开肺气、清痰热，多用以治
疗咽痛、音哑，兼能清燥通便。

【用量用法】一般用量3~10克，水煎服；或2~4枚，泡服。

⊙ 常用单方 ⊙

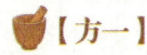【方一】

胖大海15克。

【用法】取上药，开水200毫升，将胖大海放碗中冲开。如红痢加
白糖15克，白痢加红糖15克，服汁并食胖大海肉。

【功能主治】清热利湿，解毒消炎。主治痢疾。

【疗效】运用上方治疗200例，屡获良效。

【来源】包头医学，1994，18（2）：29

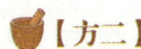【方二】

胖大海适量。

【用法】每次用胖大海2粒，清水洗净后用适量清水浸泡，使其充
分膨胀，然后去核搅拌成烂泥状，晚睡时外敷于眼，并用纱布块适当固
定即可，每晚敷1次，连敷3晚，在治疗期间停用其他疗法。

【功能主治】清火毒，凉血散血。主治红眼病。

【疗效】治疗 30 例，均获痊愈。

【来源】中医外治杂志，1995（5）：16

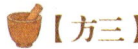【方三】

胖大海 3 枚。

【用法】取上药，泡饮。

【功能主治】宣上导下，润燥解结，泻热通便。主治婴幼儿便秘。

【疗效】应用本方治疗 32 例，均收显效。

【来源】浙江中医杂志，1990，24（1）：12

05 竹沥

本品为禾本科植物淡竹和青秆竹等竹秆经火烤灼而流出的淡黄色澄清的液汁。

【处方用名】竹沥。

【性味归经】性寒，味甘。入心、肺、胃经。

【功能主治】清热化痰，镇惊除烦。本品性味甘寒能清热，质滑利能开痰，故有清热除烦、祛痰利窍、镇惊透络作用。可用于痰热蒙闭心窍及中风痰壅昏迷等。为开窍涤痰的要药。

【用量用法】一般用量 30～60 克，冲服；或入丸剂，或熬膏。

◎ 常用单方 ◎

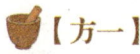【方一】

鲜竹沥 50～200 毫升。

【用法】取刚砍下之青淡竹文火（满）炙烤，取竹沥油贮瓶待用。最好 1 天用完，天热须防变质。每次将鲜竹沥 50～200 毫升由胃管注

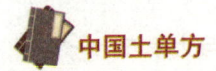

入，每天 2~3 次，连用 2~3 天。经鼻饲后数小时，呼吸道分泌物明显减少，半天到 1 天后泡沫样稀便排出，效果更好，缺氧症状改善，高热和惊厥也易控制。

【功能主治】清热化痰，开窍定惊。主治流行性乙型脑炎，表现为发热、嗜睡、昏迷、反复抽搐、痰声漉漉等。

【疗效】应用本方治疗 29 例患儿，除 1 例死亡外，经采用综合治疗加鼻饲后，患儿均逐渐清醒而脱险，疗效比较满意。

【来源】新医药学杂志，1984（2）：114

【方二】

竹沥 50 毫升。

【用法】取上药，与人乳 50 毫升一起炖温。一次服，连服 2 天。

【功能主治】化痰利窍，润肺开音。主治瘖病失语。多因七情内伤、肺金受伤、痰涎壅滞、水不上承、喉失濡养而致失音。女性多见，表现为突然声音嘶哑、难以言语、咳嗽、咽部查无异常。

【疗效】应用本方共治疗 10 例，疗效满意。

【来源】浙江中医杂志，1987，22（11）：494

【方三】

竹沥 8 克。

【用法】取上药，与鲜姜汁 2 克合在一起。一次服之，每天 1~2 次，此用量为 3~4 岁小儿剂量，其他年龄剂量须酌情增减。

【功能主治】清肺化痰，止咳。主治百日咳，表现为阵发性咳嗽，日轻夜重，咳后有鸡鸣样回声、吐黏痰。

【疗效】应用本方治疗 1 例 3 岁男孩，服 3 次后病情好转，服 5 次而愈，效果良好。

【来源】赤脚医生杂志，1978（1）：23

三、止咳平喘药与土单方

01 枇杷叶

本品为蔷薇科常绿小乔木植物枇杷的叶。

【处方用名】 枇杷叶、巴叶、炙枇杷叶、炙巴叶。

【性味归经】 性平，味苦。入肺、胃经。

【功能主治】 清肺止咳，和胃降逆。本品苦平泄热，长于降逆。降肺气能消痰止咳，降胃气能止呕止呃逆，故多用于肺热气逆的喘咳、胃热伤津的呕吐。对热病咳喘兼有呕吐者更适宜。

【用量用法】 一般用量 5~15 克，鲜品可用 25~50 克，水煎服。

◉ 常用单方 ◉

【方一】

枇杷叶 100 克。

【用法】 取上药，去毛包煎，口服。

【功能主治】 清肺止咳。主治咳嗽。属风热燥火伤肺者，表现为干咳、口燥喉痒、痒不能忍、夜不得寐、舌边红、苔薄黄、脉稍数。

【疗效】 应用本方治疗 1 例患者，2 剂咳嗽消失。

【来源】 浙江中医杂志，1992（4）：185

【方二】

鲜枇杷叶适量。

【用法】 取上药，去除背毛洗净，加水煮沸 1 小时，将煎液浓缩过滤，每 200 毫升药液含生药 100 克。患儿于睡前及次晨空腹时各服药液

100 毫升。

【功能主治】驱除蛲虫。主治蛲虫病。

【疗效】应用本方治疗 122 例，15 天后复查虫卵转阴率为 67.21%，肛周成虫转阴率为 78.85%，虫减少率为 88.14%。

【来源】江苏中医，1989（10）：46

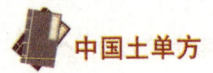【方三】

枇杷叶 30 克。

【用法】取上药，刷去绒毛，用水洗净，切丝晒干，第一次加水 200 毫升，煎至 100 毫升，滤汁；再加水 160 毫升，煎至 100 毫升，滤汁。将 2 次药汁混合，分早晚温服。

【功能主治】化痰散结，调畅气机。主治梅核气，表现为咽中如有物阻，吞之不下，吐之不出，伴胸中窒闷、精神抑郁、舌红、苔白腻。

【疗效】应用本方治疗 5 例，效果颇佳。

【来源】浙江中医杂志，1989（10）：470

02 马兜铃

本品为马兜铃科多年生藤本植物北马兜铃或马兜铃的干燥成熟果实。

【处方用名】马兜零、马兜苓、兜铃、水马香果、葫芦罐、臭铃铛、蛇参果、臭瓜蛋、马兜铃。

【性味归经】性寒，味苦、微辛。入肺、大肠经。

【功能主治】清肺下气，止咳平喘。本品苦寒降泄，质轻入肺，有清肺热、降肺气、止咳平喘的功效。多用于肺热咳嗽、气喘、痰壅等症，对肺虚久嗽、痰中带血者，可与补肺养阴药同用，并有清肠热、消疮痔肿痛的功效。

【用量用法】一般用量 3 ~ 10 克，水煎服。外用适量。

⊙ 常用单方 ⊙

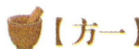【方一】

马兜铃 15 克。

【用法】取上药，加水 500 毫升，煎至 250 毫升。分 3 次食后服用。

【功能主治】平肝降压。主治高血压病。

【疗效】应用本方治疗 37 例，服药 15 ~ 25 天，舒张压显著下降 10 例，轻度下降 9 例，18 例无效。

【来源】《中药大辞典》

【方二】

马兜铃 12 克。

【用法】取上药，水煎服。

【功能主治】降气化痰。主治梅核气。自觉咽部有异物感，吞之不入，吐之不出，时松时紧，平时阻迫难受，饮食却畅通无阻。

【疗效】应用本方治疗 17 例，服 1 剂痊愈者 7 例，2 剂痊愈者 4 例，3 剂痊愈者 5 例，无效 1 例。

【来源】赤脚医生杂志，1977（11）：12

【方三】

马兜铃。

【用法】用干品马兜铃研细末，装胶囊内，每粒 0.3 克，口服 2 粒，每日 3 次，血压正常后逐渐减量。

【功能主治】平肝降压。主治高血压。

【疗效】治疗 Ⅱ、Ⅲ 期高血压各 31 例、19 例，结果治愈 6 例、1 例，显效 20 例、7 例，有效 5 例、9 例。

【来源】河南中医，2003，23（5）：24

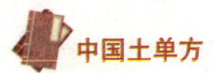

03 白果

本品为银杏科落叶乔本植物银杏的干燥成熟种子。

【处方用名】银杏、佛指甲、白果。

【性味归经】性平，味甘、苦、涩。有小毒。入肺、肾经。

【功能主治】敛肺定喘，止带，缩尿。本品性平味涩、功专收敛，既能敛肺定喘，又可涩肠、止带、缩小便。为定痰喘、止带浊的常用药，可治咳嗽痰喘、小便频数、带下赤白、遗精淋浊、腹泻等症。

【用量用法】不可多用，小儿尤应注意。一般用量5～10克，水煎服；捣汁或入丸、散剂亦可。

◎ 常用单方 ◎

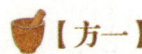【方一】

银杏适量。

【用法】取上药，浸没在菜油中，密封置暗处保存，浸泡时间至少80天，2～3年更佳。每天早饭前及睡前各服1枚（初服半枚）。

【功能主治】润肺止咳，抗结核。主治肺结核。症见咳嗽、吐痰或咯血、潮热盗汗、食欲减退。

【疗效】应用本方治疗百余例，均获愈。一般服60枚左右可愈。

【来源】上海中医药杂志，1984（7）：33

【方二】

生银杏60克。

【用法】取上药，捣裂，加水500毫升，文火煎至300毫升。分早晚2次服。上药可连煎3次，服3天。

【功能主治】祛风止痛。主治神经性头痛，表现为前额部阵发性头痛，发作时重浊钝痛、嗡嗡作响，伴有胀闷感。检查无器质性病变。

【疗效】应用本方治疗 10 例，均痊愈。大多数服药 1 剂见效。

【来源】中医杂志，1982（4）：72

【方三】

优质白果仁 30 克。

【用法】取上药，研细末，4 等份。每次 1 份，温开水送下，早晚饭后各服 1 次，一般服 4~8 次即愈。

【功能主治】化痰定眩。主治梅尼埃病。

【疗效】应用本方治疗 1 例患梅尼埃病 10 余年的患者，按上方服 4 次即愈，随访 5 年未复发。

【来源】中医杂志，1986，27（11）：63

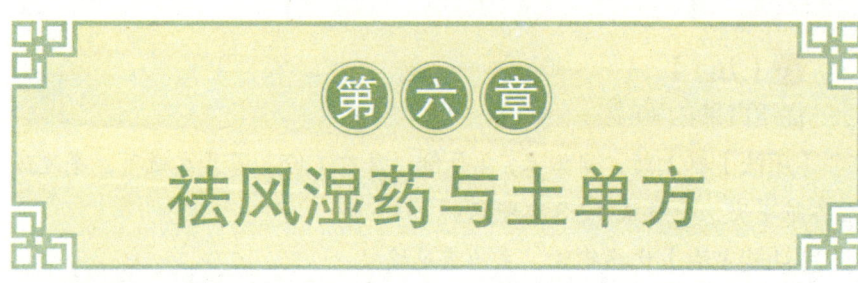

祛风湿药与土单方

第六章

具有祛风散寒、舒筋通络、除湿止痛的功效，适用于治疗风湿痹证为主的药物，统称为"祛风湿药"。部分药物还具有补益肝肾，强壮筋骨的功效。根据祛风湿药之药性特点及功效主治的差异，可分为祛风湿散寒药、祛风湿清热药、祛风湿强筋骨药三大类。适用于治疗风湿痹证，症见肢体疼痛，关节不利，肿大，筋脉拘挛及腰膝酸软，下肢痿弱等。多制成酒剂或丸剂服用，也可制成外敷剂型，直接用于患处贴敷。阴血亏虚者，应慎用辛温性燥的祛风湿药。

01 木瓜

本品为蔷薇科植物贴梗海棠的成熟果实。

【处方用名】木瓜、宣木瓜。

【性味归经】性温，味酸、涩。入肝、脾、胃、肺经。

【功能主治】祛湿和胃，舒筋活络。本品性温味酸涩，有理脾胃、化湿浊、止吐泻、舒筋脉之功，且能收耗散之津液。尤长于缓挛急而疗转筋。为湿痹、脚气、拘挛、霍乱吐泻、转筋之常用药。

【用量用法】一般用量6～10克，水煎服。

⊙ 常用单方 ⊙

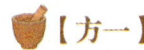**【方一】**

木瓜适量。

【用法】煮木瓜令烂，研作浆粥样，用裹痛处。煮木瓜时，入一半酒同煮之。

【功能主治】舒筋缓急止痛。主治脚膝筋急痛。

【来源】《食疗本草》

【方二】

木瓜 30 克。

【用法】水煎，分 2 次服，每日 1 剂。

【功能主治】主治荨麻疹。

【来源】《中草药新医疗法资料选编》

【方三】

木瓜 100 克。

【用法】取上药，加水 4000 毫升，煎去大半。待药温降至约 37℃ 时泡洗患处，每天洗 2～3 次，每剂药可连续用 2 天。

【功能主治】疏化湿热。主治脚气感染。

【疗效】据李书润等报道，应用本方治疗 20 例，取效满意，一般 2～7 天痊愈。

【来源】浙江中医杂志，1992（11）：523

02 独活

本品为五加科植物九眼独活的根茎。

【处方用名】独活。

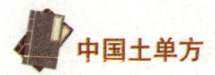

【**性味归经**】性温，味辛、苦。入肾、膀胱经。

【**功能主治**】祛风胜湿，通痹止痛。本品辛温苦燥，辛温散寒通痹，苦温行散燥湿，更善祛在里在下之伏风，且能止痛，为风寒湿痹的常用药，尤以下肢痹痛为多用。

【**用量用法**】一般用量 3 ~ 10 克，水煎服。外用适量。

◎ 常用单方 ◎

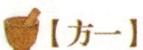【**方一**】

独活 30 克。

【**用法**】取独活 30 克，鸡蛋 6 只，加水适量，一起烧煮，蛋熟后敲碎蛋壳，再煮 15 分钟，使药液渗入，去汤及药渣，吃鸡蛋，每日 1 次，每次 2 只，3 日为 1 个疗程。

【**功能主治**】祛风除湿止眩。主治美尼尔综合征。

【**疗效**】共治疗 12 例，疗效达 100%。服药最少 2 个疗程，最多 5 个疗程。

【**来源**】时珍国药研究，1996，7（4）：196

【**方二**】

独活 9 克。

【**用法**】取上药，与红糖 15 克加水煎煮至 100 毫升。分 3 ~ 4 次服，1 周为 1 个疗程。

【**功能主治**】散寒止咳平喘。主治慢性气管炎。

【**疗效**】据记载，应用本方治疗 422 例，显效 29 例，有效 282 例，无效 111 例，总有效率为 74%。服药期间可有头昏头痛、舌发麻、恶心呕吐、胃部不适等副作用，一般不必停药。

【**来源**】《中药大辞典》

03 威灵仙

本品为毛茛科攀缘性灌木威灵仙的根。

【**处方用名**】威灵仙、灵仙。

【**性味归经**】性温，味辛、咸。入膀胱经。

【**功能主治**】祛风除湿，通络止痛。本品辛散善走，温散通利，既能驱风除湿，更能通经畅络，故为除风湿止痛的常用药。以其利湿作用，可治风湿痹痛、外邪郁而不达、湿蕴热蒸的发黄，并能治鱼骨鲠喉。

【**用量用法**】一般用量 6～10 克，水煎服；用于治疗骨鲠可用 15～30 克，水煎服；或入丸、散剂；或浸酒。外用适量，捣敷；或煎水熏洗。

⊙ 常用单方 ⊙

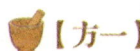【**方一**】

威灵仙适量。

【**用法**】取上药，研为细末，以米醋拌成糊状。30 分钟后贴敷患乳，随干随换。

【**功能主治**】软坚消痈。主治急性乳腺炎。

【**疗效**】据周志生报道，应用本方治疗本病多例，疗效较好，一般 1～3 天即愈。

【**来源**】浙江中医杂志，1984，19（1）：39

【**方二**】

威灵仙 30～60 克。

【**用法**】取上药，加水 500～1000 毫升，煎熬浓缩至 250～500 毫升，用之熏洗前阴，药温要适度，每次煎洗 30 分钟左右，每天 2～3 次，每次需将药液加温后方可应用。

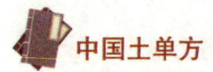

【功能主治】温肾化气。主治小儿尿频。

【疗效】据张若芬等报道，应用本方治疗 56 例，痊愈 47 例，好转 5 例，无效 4 例。

【来源】浙江中医杂志，1991（7）：326

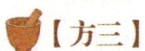【方三】

威灵仙 15～25 克。

【用法】取上药，加清水 1000 毫升，用文火将水煎去大半，倒出药汁。待药液降温至 37℃左右泡洗患处，每天 2～4 次，每剂药可连用 2 天。

【功能主治】祛风除湿，通络止痛。主治小儿鞘膜积液。

【疗效】据李庆报道，应用本方治疗 10 余例，疗效满意，一般用药 3 剂即愈。

【来源】辽宁中医杂志，1989（6）：45

04 徐长卿

本品为萝藦科草本植物徐长卿的根部及根茎。

【处方用名】徐长卿、逍遥竹、遥竹逍、寮刁竹。

【性味归经】性温，味辛。归肝、胃经。

【功能主治】祛除风湿，消肿止痛，祛风止痒。主治风湿痹痛，牙痛，腰痛，跌打损伤，湿疹，风疹等。

【用量用法】一般用量 3～10 克，水煎服。外用适量。

◎ **常用单方** ◎

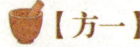【方一】

徐长卿 10～20 克。

【用法】水煎服。

【功能主治】散寒除湿止痛。主治腰痛，胃寒气痛，肝硬化腹水。

【来源】《中草药土方土法战备专辑》

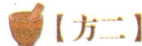【方二】

徐长卿 15 克。

【用法】酌加水煎成半碗，温服。

【功能主治】消胀。主治腹胀。

【来源】《吉林中草药》

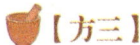【方三】

徐长卿根 40 ~ 50 克。

【用法】猪精肉 200 克，老酒 100 毫升。酌加水煎成半碗，饭前服，每日 2 次。

【功能主治】祛风湿，止痹痛。治风湿痛。

【来源】《福建民间草药》

05 防己

本品为防己科植物粉防己及马兜铃科植物广防己的根部。

【处方用名】防己、汉防己、木防己。

【性味归经】性寒，味苦、辛。归肝、肾、膀胱经。

【功能主治】利水消肿，祛风止痛。本品苦寒降泄，味辛能散，既能利水清热，又能散风疗痹，为水肿、脚气、小便不利及风湿痹痛的常用药。

【用量用法】一般用量 5 ~ 10 克，水煎服。

⊙ 常用单方 ⊙

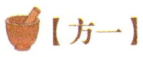【方一】

汉防己 50 克。

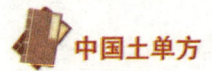

【用法】加生姜 25 克同炒，随入水煎服，半饥时饮之。

【功能主治】利水消肿。主治水鼓胀。

【来源】《本草汇言》

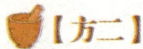【方二】

木防己适量。

【用法】与 60 度白酒以 1：10 的比例混合浸泡 60 天，制成木防己酒。每次 10～20 毫升，每天 2～3 次，口服，10 天为 1 个疗程。

【功能主治】祛风湿，止痹痛。主治关节炎或类风湿关节炎。

【疗效】据张殿浩报道，用本方治疗热痹 120 例，痊愈 51 例，好转 39 例，有效 22 例，无效 8 例，总有效率为 93.3%。

【来源】山东中医杂志，1987（6）：21

【方三】

生木防己全草 150 克。

【用法】取上药，洗净，与大米 250 克放入冷开水 1000 毫升中，用双手混合搓转 1000 次，滤液。分 2 次服，重者每天服 4 次，轻者每天服 2 次，连服 3 天。

【功能主治】解毒。主治毒蕈中毒。

【疗效】据吴季方报道，应用本方治疗 14 例，除 4 例结合输液外，其余均单服本方而愈。

【来源】湖南医药杂志，1981（6）：21

06 桑寄生

本品为桑寄生科植物桑寄生的带叶茎枝。

【处方用名】桑寄生。

【性味归经】性平，味苦、甘。入肝、肾经。

【功能主治】 补益肝肾，祛风通络，养血安胎。本品苦甘性平，质厚而柔，有祛风湿、养血润筋的功效。主要用于痹痛日久，出现肝肾不足，筋脉失养的腰膝酸痛、筋骨无力等症状者。以其有养血安胎作用，可治胎动、胎漏下血。

【用量用法】 一般用量 10 ~ 15 克，水煎服。

⊙ 常用单方 ⊙

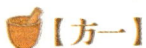**【方一】**

生桑寄生适量。

【用法】 捣汁 1 盏。服之。

【功能主治】 降逆气。主治膈气。

【来源】《海湖集简方》

【方二】

桑寄生适量。

【用法】 研为末，每服 3 克，开水送服。

【功能主治】 补肝肾，强筋骨。主治下血止后，但觉丹田元气虚乏，腰膝沉重少力。

【来源】《杨氏护命方》

【方三】

桑寄生 60 克。

【用法】 加决明子 50 克，水煎服，每日 1 剂。

【功能主治】 降血压。主治原发性高血压病。

【疗效】 共治疗 65 例，显效 48 例，有效 13 例，无效 4 例，总有效率为 93.8%。

【来源】 江西中医药，1989（3）：33

第七章
止血药与土单方

　　止血药是以制止身体内外出血为主要作用的药物，适用于吐血、衄血、尿血、便血、崩漏及创伤出血等。使用本类药物时应根据出血的各种原因和部位及并发症选药配伍。如血热妄行者，应与清热凉血药同用，以凉血止血；气虚不能摄血者，应与补气和温阳药同用，以温经止血；血瘀未尽者，应与化瘀药同用，以化瘀止血。

　　部分止血药多炒炭用，以增强其收涩止血效能。但对出血初期和有瘀者不宜用，以免造成瘀弊，反而失去止血效果。

01 槐花

本品为豆科落叶乔木槐树的花蕾。

【处方用名】槐花、槐米、槐花炭。

【性味归经】性凉，味苦。入肝、大肠经。

【功能主治】凉血，止血。本品味苦性凉，
　　　　　　能清肝与大肠之火，上治肝火
　　　　　　偏旺的头眩目赤及吐血、衄血，
　　　　　　下治痔疮、大便下血、尿血、
　　　　　　崩漏等。

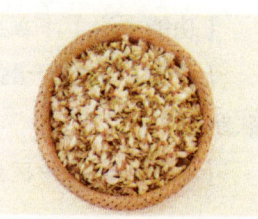

【**用量用法**】一般用量 10～15 克，水煎服；研末吞服剂量酌减。外用适量。

◉ **常用单方** ◉

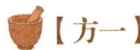【**方一**】

槐花适量。

【**用法**】取上药 2 份，另取糯米 1 份，炒黄研末。每天早晨空腹服10 克，服药期间禁止服糖。

【**功能主治**】清热解毒散结。主治颈淋巴结结核。

【**疗效**】据记载，应用本方治疗 30 余例，均获痊愈。

【**来源**】《中药大辞典》

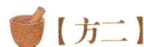【**方二**】

槐花适量。

【**用法**】取上药，炒黄，研为细末。每次 3 克，每天 2 次，饭后用温开水送服。亦可制成蜜丸，用量用法同。

【**功能主治**】清热凉血。主治银屑病。

【**疗效**】据四川省皮肤病防治研究所报道，应用本方治疗 53 例，痊愈 6 例。显著进步 22 例，进步 19 例，无效 6 例，总有效率为 88.7%。本药对胃肠道有一定副作用，宜从小剂量开始服用，2～3 天后加至全量。

【**来源**】皮肤病防治研究通讯，1972（3）：207

02 侧柏叶

本品为柏科常绿乔木侧柏的枝叶。

【**处方用名**】侧柏叶、生侧柏叶、嫩侧柏叶、侧柏炭。

【**性味归经**】性微寒，味苦、涩。入肺、肝、大肠经。

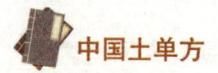

【功能主治】凉血止血，涩带、止咳。本品苦涩燥湿收敛，微寒清热凉
　　　　　　血，既治血分湿热的吐血、衄血、尿血、崩漏，又可用于
　　　　　　湿热下注的带症，且能治肺热咳喘等。止血多炒用。

【用量用法】一般用量 10～15 克，水煎服。外用适量。

⊙ 常用单方 ⊙

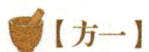【方一】

侧柏叶适量。

【用法】取上药，晒干或焙干后研成粗末，置于 18% 的酒精中（以
浸没药粉为度），浸泡 4 昼夜后滤取浸液。每次服 50 毫升（儿童酌减），
每日服 3 次，7～10 天为 1 个疗程。

【功能主治】杀菌止痢。主治急、慢性细菌性痢疾。

【疗效】据解放军 171 医院报道，应用本方治疗 114 例，治愈 100
例，无效 14 例，治愈率为 87.7%。本浸剂如经高压消毒、煮沸，或加
防腐剂，均会影响其杀菌、抑菌效果。

【来源】新医药资料，1971（6）：11

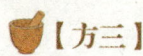【方二】

侧柏叶 15 克。

【用法】取上药，加水 300 毫升，煎成 150 毫升为 1 次量，每天服 3
次。或以侧柏叶焙制研末，每天 9 克，分 3 次服。

【功能主治】凉血止血。主治胃、十二指肠溃疡出血。

【疗效】据倪达人等报道，应用本方治疗 50 例，大便潜血平均 3.5
天转阴。除个别病人有恶心外，一般无不良反应。

【来源】中华内科杂志，1960，8（3）：249

【方三】

鲜侧柏叶 300～500 克。

【用法】取上药（视烧伤面积大小而定），洗净，放入臼内捣烂如泥，加75%的酒精少许调成糊状备用。使用前先用生理盐水或1∶1000新洁尔灭清洗创面，有水疱者用注射器抽取疱内渗出液。如汽油烧伤可用软肥皂清理创面。而后将新鲜侧柏叶膏敷于烧伤部位，外面覆盖无菌纱布，胶布固定。每天换药3次。如无感染不需使用其他药物，一般5天左右即可痊愈。

【功能主治】凉血泻火解毒。主治烧伤。

【疗效】据荣金玉等报道，应用本方治疗61例，其中Ⅰ度烧伤6例，浅Ⅱ度烧伤52例，深Ⅱ度烧伤3例，结果除3例深Ⅱ度者转其他治疗外，其余均治愈。治疗过程中无不良反应。

【来源】中西医结合杂志，1989，9（10）：630

03 白茅根

本品为禾本科植物白茅的根茎。

【处方用名】白茅根、茅根。

【性味归经】性寒，味甘。入心、肺、胃经。

【功能主治】凉血止血，清热利尿。本品甘寒，和缓不峻，既能止血，又可利尿，亦有清热生津、解烦渴作用。可用于治疗吐血、衄血、水肿、黄疸及热病烦渴。也可用于治疗肾病浮肿。

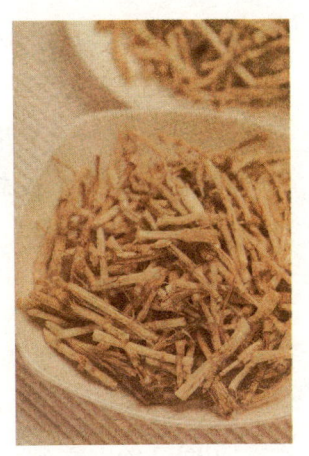

【用量用法】一般用量干品15～30克，水煎服；鲜品加倍，捣汁饮服。

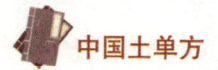

◎ 常用单方 ◎

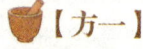

【方一】

白茅根 60 克。

【用法】水煎 2 次，分 2 次服，每天 1 剂。

【功能主治】清热利湿退黄。主治病毒性肝炎。

【疗效】据记载，应用本方治疗 28 例，临床治愈 21 例，好转 7 例。

【来源】《中药大辞典》

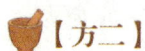

【方二】

白茅根干品 250 克。

【用法】取上药，加水 500～1000 毫升，水煎至 200～400 毫升。分早晚 2 次口服。

【功能主治】利尿降压。主治肾小球肾炎。

【疗效】据梁毅报道，应用本方治疗 36 例，水肿全消 28 例，显著消退 6 例，减轻 2 例，一般在服药 1～4 周间出现利尿作用。其中 18 例急性肾炎血压全部恢复正常，9 例慢性肾炎有 2 例血压恢复正常，7 例改善。本方对急性肾炎疗效最好。又据刘加宽报道，取鲜白茅根 800 克（干品 500 克）捣烂，水煎至 1000 毫升，加白糖 20 克，10 岁以下服 150 毫升，10～15 岁服 200 毫升，15 岁以上服 250 毫升，每天 4 次，20 天为 1 个疗程。治疗急性肾炎 40 例，总有效率达 97.5%。

【来源】云南医药杂志，1965，7（1）：18；安徽中医学院学报，1994，13（3）：27

【方三】

白茅根 100 克。

【用法】水煎 2 次。分早晚空腹服用，15 天为 1 个疗程。

【功能主治】凉血止血。主治血尿。

【疗效】据田桂丽等报道，应用本方治疗顽固性血尿 100 例，其中

肾小球性血尿 50 例，均获良效而血止；非肾小球性血尿 50 例，仅 4 例
无效。

【来源】中华肾病杂志，1992（4）：252

04 大蓟

本品为菊科草本植物大蓟的地上部分或根部。

【处方用名】大蓟、大蓟炭。

【性味归经】性凉，味甘、苦。入肝、脾、肾经。

【功能主治】凉血止血，破瘀消肿。本品甘凉能清热解毒，苦凉能凉血
止血，且有破瘀作用。此外，尚有消肿、利尿效力，多用
于热证出血疾患。

【用量用法】一般用量 10 ~ 15 克，大剂量可增至 30 克，鲜品可用
30 ~ 60 克，均水煎服，捣敷患处。

⊙ 常用单方 ⊙

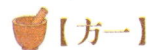【方一】

干大蓟根 100 克。

【用法】取上药，水煎。每天 1 剂，分 2 次口服，连服 3 个月为 1 个
疗程。如每剂中加瘦猪肉 30 ~ 60 克，或猪肺 30 克同煎更好。有效而未
愈者可继续连服 2 个疗程。

【功能主治】杀虫治痨。主治肺结核。

【疗效】据萧天仁报道，应用本方治疗 26 例，痊愈 4 例，好转 17
例，无效 5 例，总有效率为 80.8%。

【来源】浙江中医杂志，1987，22（11）：487

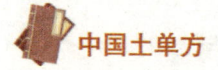

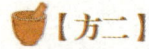【方二】

大蓟干根适量。

【用法】取上药，加水浸泡约半小时，煎煮3次，每次煮沸半小时，滤液合并浓缩成每100毫升相当于生药15克的煎剂。每天早晚各服1次，每次100毫升。或用大蓟干燥根1000克，按常法煎煮3次，待煎煮液浓缩至浸膏状，加入20%~30%的干淀粉，干燥后，磨粉过100目筛，制颗粒压片，每片重0.65克。口服，每天3次，每次4片。

【功能主治】降血压，止血。主治高血压和各种出血症。

【疗效】据原南京药学院屠钧德等报道，应用本方治疗72例，显效17例，有效45例，无效10例，总有效率为86.1%。

【来源】中成药研究，1982（8）：36

【方三】

大蓟根30克。

【用法】水煎服，每天2次。

【功能主治】利湿化浊。主治乳糜尿。

【来源】《浙江民间常用草药》

05 小蓟

本品为菊科植物刺儿菜的地上部分或根部。

【处方用名】小蓟、小蓟炭。

【性味归经】性凉，味甘。入心、小肠、膀胱经。

【功能主治】凉血止血，破瘀生新。本品甘凉清热，既凉血止血，又有祛瘀生新的功用，且可利尿，多用于尿血。取其清热凉血、破瘀生新作用，亦可用于疮痈肿毒。

【用量用法】干品10~30克，鲜品30~60克，水煎服。外用适量，敷患处。

⊙ 常用单方 ⊙

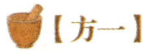【方一】

小蓟干根30克（或鲜根60克）。

【用法】取上药水煎0.5～1小时，过滤，加糖。睡前顿服。小儿1～3岁、4～6岁及7～12岁分别服成人的1/4、1/3及1/2量，乳儿不用。20～30天为1个疗程。部分病程较短的病例以7～10天为1个疗程。

【功能主治】清热解毒。主治病毒性肝炎无严重肝功能不良及恶性肝炎之征象者。症见头晕、倦怠、失眠、肝区疼痛、肝脏肿大、肝功能异常等。

【疗效】据中国医学科学院陕西分院报道，应用本方治疗221例，急性肝炎的有效率为77.9%，慢性迁延性肝炎的有效率为42.8%～60%。

【来源】医学科学参考资料，1962（1）：27

【方二】

小蓟全草适量。

【用法】取上药，洗净晒干。每次用50克，加水煎煮2次，合并药液，浓缩成100毫升。成人每次服50毫升，小儿酌减，隔天1剂，共服3剂。

【功能主治】预防菌痢。主治细菌性痢疾。

【疗效】据北京大兴区卫生防疫站报道，从与菌痢病人接触之日起2～3天内服用本方，通过观察99人，均无发病，其疗效优于服用痢特灵者。

【来源】新医学，1974（7）：333

【方三】

鲜小蓟120克。

【用法】取上药，与精猪肉120克共煮，待肉烂，去渣。吃肉喝汤，3～5天吃1次，连用3～5次。

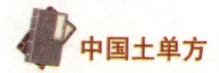

【功能主治】清热平喘。主治哮喘。症见哮喘时发、发时声如曳锯、头上汗出、口干作渴等属热哮者。

【疗效】据孙秉华报道，应用本方治疗本病确有疗效。

【来源】江苏中医，1982（6）：30

06 三七

本品为五加科植物三七的根。

【处方用名】三七、参三七、滇三七、田三七、猴三七。

【性味归经】性微温，味甘、苦。入肝、胃经。

【功能主治】散瘀止血，消肿定痛。本品苦温散泄而能消瘀定痛，甘温调血而能活血止血。以其消瘀行血止血作用，为止血要药。可用于一切出血疾病。

【用量用法】一般用量 3～10 克，水煎服；研末吞服，每次 1～1.5 克，每日 1～3 次。若失血重症，每次吞服剂量可增至 3～6 克，每日 2～3 次。外用适量，研末外掺或调敷。

◎ 常用单方 ◎

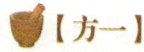【方一】

三七适量。

【用法】取上药，研为细粉。每次 6 克，每天 2 次，用温开水冲服。

【功能主治】散瘀止痛。主治冠心病心绞痛。

【疗效】据孙建军等报道，应用本方治疗 11 例，这些病例都是用其他中药及西药常规治疗 1 个月以上不能满意控制者，经改用本方治疗后，除 1 例无效外，10 例 1 周后均获满意控制。

【来源】中医杂志，1994（1）：5

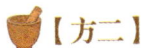【方二】

生三七适量。

【用法】取上药，研为细末。每次口服0.6克，每天3次，饭前服用，连服1～2个月。

【功能主治】化瘀降脂。主治高脂蛋白血症。

【疗效】据张煜报道，应用本方治疗冠状动脉粥样硬化性心脏病、高血压病、脑动脉硬化伴高脂血者10例，5例总血脂由平均30.659毫摩尔/升降至18.678毫摩尔/升，10例胆固醇由平均7.088毫摩尔/升降至4.81毫摩尔/升。又据天津南开区西营门外卫生院报道，每天口服生三七粉0.9克，连服10周以上，不用西药，治疗冠心病合并血胆固醇高者74例，取得明显的降脂效果。

【来源】新医药学杂志，1973（10）：13；天津医药，1975（7）：347

【方三】

三七适量。

【用法】取上药，研为细粉。口服，每天3次，每次1.5克，用温开水送服。

【功能主治】化瘀止血。主治上消化道出血。

【疗效】据罗裕民报道，应用本方治疗各种类型胃出血病人60例，完全止血者58例，无效2例，治愈率为96.7%。

【来源】云南中医杂志，1985（11）：28

07 仙鹤草

本品为蔷薇科多年生草本植物龙芽草的全草。

【处方用名】仙鹤草、龙芽草、狼牙草。

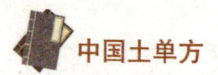

【性味归经】性凉，味苦、涩。入肺、脾、胃、大肠经。

【功能主治】止血，补虚。本品性平缓，味苦而涩，故有收敛止血作用，凡出血症都可用。此外，尚有补益中气的效能，可治中气不足的体倦乏力，为止血常用良品。

【用量用法】一般用量3~10克，大剂量可用至30~60克，水煎服。

⊙ 常用单方 ⊙

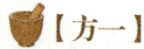【方一】

仙鹤草根30~60克。

【用法】水煎服，每天3剂。

【功能主治】抗菌止痢。主治急、慢性细菌性痢疾。症见腹痛，下痢黏冻赤白脓血，伴有里急后重。

【疗效】据周文民报道，应用本方治疗慢性痢疾267例，治愈263例，好转4例。又据许秀平报道，应用仙鹤草30克，水煎服，每天1剂，治疗急性痢疾获得较好疗效。

【来源】新中医，1976（6）：25；上海中医药杂志，1985（2）：31

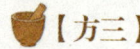【方二】

仙鹤草100克。

【用法】取上药，焙干，研为细末。每次于病发前2小时用酒送服10克，隔天1次，连用3次。

【功能主治】截疟。主治疟疾（间日疟）。症见怕冷寒战、发热汗出、间日发作。

【疗效】据庞国明报道，应用本方治疗本病有效。

【来源】中医药信息，1991，8（5）：23

【方三】

仙鹤草30~60克。

【用法】水煎服，每天1剂。

【功能主治】健脾补肾，降糖止渴。主治糖尿病。症见多食易饥、多饮多尿、身体消瘦、神疲乏力。

【疗效】据王英等报道，应用本方治疗数十例，均获显效。又据董俊峰报道，应用本方治疗30余例，同样获得显效。

【来源】浙江中医杂志，1992（6）：262

08 白及

本品为兰科植物白及的地下块茎。

【处方用名】白及、白及粉。

【性味归经】性微寒，味苦、涩。入肺经。

【功能主治】收敛止血，补肺生肌。本品苦寒质黏而涩，功善止血，又可敛疮消肿生肌，为肺、胃出血的良药，亦用于痈疽疮毒及水火烫伤。

【用量用法】一般用量3~10克，大剂量可用至30克，水煎服；入散剂每次用2~5克；研末吞服每次1.5~3克。外用适量。

◎ 常用单方 ◎

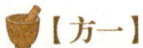【方一】

白及适量。

【用法】研成细末。每次3克，每天3次，温开水送下。

【功能主治】收敛止血。主治上消化道出血。

【疗效】据孔照遐等报道，应用本方治疗42例，肉眼黑便消失时间平均4.9天，大便潜血阴转时间平均8天。

【来源】安徽医科大学学报，1987，22（4）：39

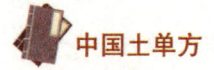
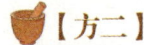 【方二】

白及适量。

【用法】每天取上药 50～100 克，加水煎成胶冻状溶液 500～1000 毫升。频服或分 3 次服，至大便潜血转阴后停服。

【功能主治】收敛止血。主治流行性出血热消化道出血。

【疗效】据熊楚薇报道，应用本方治疗 70 例，除 1 例无效外，有 69 例均在 1～3 天内停止呕吐，3～5 天内大便潜血转阴。

【来源】临床内科杂志，1988（1）：39

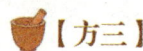 【方三】

白及适量。

【用法】研为细粉。每天吞服 6 克，连续用药 3 个月。

【功能主治】收敛止血。主治肺结核。

【疗效】据锦州市结核病防治院报道，应用本方治疗抗痨药无效或疗效缓慢的各型肺结核 60 例，临床治愈 42 例，显著进步 13 例，无效 5 例。总有效率为 91.79%。

【来源】中国防痨，1960（2）：75 号

09 血余炭

本品为毛发制成的炭化物。

【处方用名】血余炭、血余。

【性味归经】性微温，味苦。入心、肝、肾经。

【功能主治】消瘀止血。本品为人发之炭，"发乃血之余"，而得其名。功专止血兼能消瘀，故止血而无停瘀之患，可用于吐血、衄血、便血、血淋、崩漏下血、外伤出血等多种出血症。内服外敷均有效。

【**用量用法**】一般用量 6 ~ 10 克，水煎服；研末服用 1.5 ~ 3 克。

◉ 常用单方 ◉

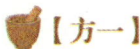【**方一**】

人发 10 克。

【**用法**】取上药，洗净晒干，用新砂锅炒炭存性，候凉研为细末。用开水 1 次冲服。

【**功能主治**】化瘀利水。主治产后尿潴留。

【**疗效**】据张学文等报道，应用本方治疗 15 例，服药 1 次治愈者 14 例，2 次治愈者 1 例，治愈率为 100%。

【**来源**】中西医结合杂志，1989，9（8）：497

【**方二**】

粗黑头发 10 克。

【**用法**】取上药，点燃使充分燃烧，令通赤，研为细末，贮有色瓶中密封。用时取麻油调为糊状，外涂患处，无须包扎，每天 1 次。

【**功能主治**】消炎止痛。主治带状疱疹。

【**疗效**】据张祖跃等报道，应用本方治疗本病，一般 1 次痛止，2 次痊愈。

【**来源**】浙江中医杂志，1991（6）：255

【**方三**】

血余炭 15 克。

【**用法**】取上药水煎服，或研末服，每次 1.5 克，每天 3 次。

【**功能主治**】收敛止血。主治声带黏膜下出血。

【**疗效**】据任关根报道，应用本方治疗本病效果理想。

【**来源**】上海中医药杂志，1982（5）：31

第八章
消食药与土单方

　　凡能消化食积，主治饮食积滞证的药物，统称为"消食药"。部分药物还具有健脾开胃，和中的功效。适用于治疗饮食积滞证。症见脘腹胀闷，嗳气吞酸，恶心呕吐，大便失常等。气虚无积滞者慎用。若宿食停滞时，常与理气药同用。

01 山楂

　　本品为蔷薇科植物山里红或山楂的成熟果实。

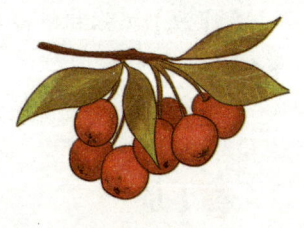

【处方用名】山楂、炒山楂、焦山楂、山楂炭。

【性味归经】性微温，味酸、甘。归脾、胃、肝经。

【功能主治】消食化积，活血散瘀。主治食积，气滞血瘀证等。

【用量用法】一般用量9～12克，水煎服；通经化瘀时可用30～120克。

◉ 常用单方 ◉

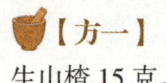【方一】

生山楂15克。

【用法】先水煎 1 次饮服，药渣泡茶饮用，每天 1 剂。

【功能主治】消痰化浊，活血化瘀。主治高脂血症。

【来源】浙江中医杂志，1993，28（9）：402

【方二】

生山楂 60 克，茶叶 5 克。

【用法】水煎服，每日 1 剂。

【功能主治】消积导滞。主治痢疾。

【来源】浙江中医杂志，1992，27（5）：234

【方三】

鲜山楂数枚（视疮面面积而定）。

【用法】隔陶瓦片置煤炉上烘烤至熟。去皮、核，取山楂肉敷于疮面，用纱布包扎。每天 1 次，7 天为 1 个疗程。一般 1～2 个疗程可愈。

【功能主治】活血化瘀愈疮。主治冻疮。

【来源】湖北中医杂志，2000，22：15

02 麦芽

本品为禾本科草本植物大麦的成熟果实经发芽而成。

【处方用名】麦芽、大麦芽、炒麦芽、焦麦芽。

【性味归经】性平，味甘。归脾、胃经。

【功能主治】消食健胃，回乳消胀，疏肝解郁。主治饮食积滞证，断乳、乳房胀痛，肝郁证等。

【用量用法】一般用量 9～15 克，回乳（炒用）60 克，水煎服。

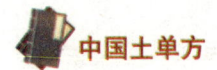

◉ 常用单方 ◉

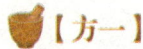【方一】

生麦芽 30 克，酒蒸大黄 40 克（儿童用量酌减）。

【用法】水煎服，每日 1 剂。

【功能主治】清化湿热，利胆退黄。主治急性黄疸型肝炎。

【疗效】治疗 11 例，有效率为 80%，服药期间有一定的便溏反应。

【来源】浙江中医杂志，1985（5）：224

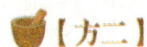【方二】

生麦芽 30 克，生猪胰 150 克。

【用法】加水 1000～1200 毫升，煎成 600～800 毫升，当茶温服，每次 200 毫升，渴时即服。

【功能主治】滋阴液，助运化。主治糖尿病。

【疗效】治疗 2 例，皆有良效。

【来源】吉林中医药杂志，1985（3）：27

03 神曲

本品为面粉与其他药物混合后经发酵而成的加工品。

【处方用名】神曲、六曲、焦神曲。

【性味归经】性温，味甘、辛。归脾、胃经。

【功能主治】消食和胃。主治饮食积滞证。此外，本品兼助金石药的消化，若丸剂中有金石、贝壳类药物者，可加用本品糊丸以助消化，如磁朱丸、万氏牛黄清心丸。

【用量用法】一般用量 10～12 克，水煎服。

⊙ 常用单方 ⊙

葛根 30 克，神曲 10 克，防风 10 克。

【用法】水煎内服，每日 1 剂，每剂分 3 次，趁热服下后盖被取微汗为佳。病情严重者，每日可服 2～3 剂。

【功能主治】解肌发表，疏散风邪。本方适于四时感冒初起，病情较轻，且以有身痛、项强、头胀、头重者为宜。如属重感冒者，则非此方的适应证。

【疗效】对四时感冒初起疗效显著，一般服 1～2 剂均获良效。

【来源】广西中医药，2004，27（2）：40

04 莱菔子

本品为十字花科草本植物萝卜的成熟种子。

【处方用名】莱菔子、萝卜子。

【性味归经】性平，味辛、甘。归脾、胃、肺经。

【功能主治】消食除胀，降气化痰。主治食积气滞，咳喘痰多，胸闷少食等。

【用量用法】一般用量 4.5～9.0 克，水煎服。

⊙ 常用单方 ⊙

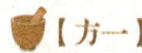【方一】

莱菔子 15 克，决明子 15 克。

【用法】泡水代茶饮。

【功能主治】平肝降气。主治高血压。

【疗效】治疗原发性高血压 60 余例，收到良好效果。

【来源】中医杂志，1998，39（8）：455

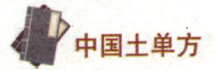

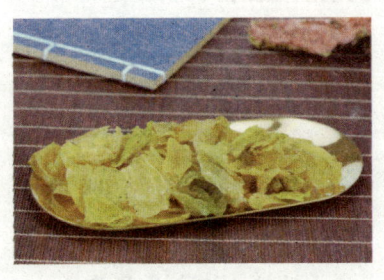

【方二】

莱菔子 150 克。

【用法】莱菔子洗净泥土晾干，研为细末，过筛装瓶备用。3 岁以下者，每天 2.5 克，8 小时冲服 1 次；4~7 岁，每天 4~6 克，12 小时冲服 1 次；8 岁以上者，每天 6~10 克，12 小时冲服 1 次。佐白糖适量调服。

【功能主治】降气润肠通便。主治便秘（实秘）。

【来源】蓝莉，单味莱菔子治疗便秘效好，新中医，1996（7）：50

【方三】

莱菔子 10 克。

【用法】炒熟后一次服下。

【功能主治】行气利水。主治排尿功能障碍。

【来源】湖南中医药导报，1997，3（2）：109

05 鸡内金

本品为雉科动物家鸡的砂囊内壁。

【处方用名】鸡内金、生内金、炒内金。

【性味归经】性平，味甘。归脾、胃、膀胱经。

【功能主治】消食健脾，化石通淋，涩精止遗。主治饮食积滞，小儿疳积，砂石淋证，胆结石，肾虚遗精、遗尿等。

【用量用法】一般用量 3~10 克，水煎服；入散剂量酌减。

⊙ 常用单方 ⊙

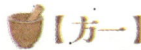【方一】

鸡内金适量。

【用法】鸡内金烘干后研成细末，用玻璃瓶装好备用。使用时，将15克鸡内金粉倒入杯中，冲300毫升开水，15分钟后即可服用。早晨空腹1次服完，然后慢跑步，以助结石排出。

【功能主治】软坚排石。主治多发性肾结石。

【疗效】治疗1例，服药5天后排出砂石5枚，继服10天后，又排出若干小砂粒，用药15天后，经X线摄片复查，右肾肾盂未见结石。随访5年，未见复发。

【来源】湖南中医杂志，1986（3）：25

【方二】

鸡内金适量。

【用法】取鸡内金，焙干，研细末备用。每次10克，饭前1小时用温开水冲服，每天3次。

【功能主治】消积化石。主治胃石症（因食黑枣所致）。

【疗效】治疗31例，均愈。

【来源】中国中医药科技，1995，2（6）：9

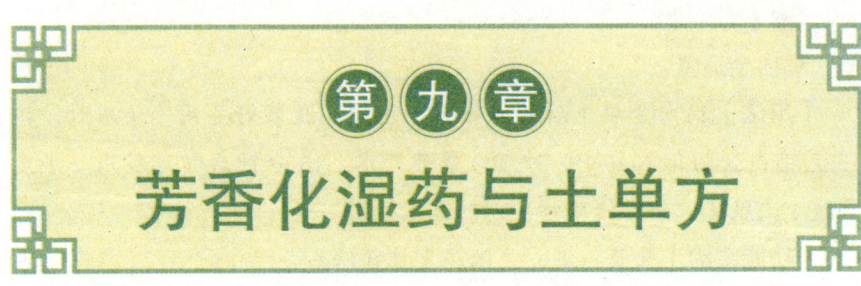

第九章
芳香化湿药与土单方

芳香化湿药又叫祛湿药，是以祛除里湿为主要作用的药物，有醒脾、健胃的功能，用于湿邪内滞而致的胸腹疼闷、食欲不佳、呕吐反酸、大便溏薄及口甘多涎、舌苔白腻等症。取其芳香辟秽作用，又能除四时不正之气，治暑湿、湿温、霍乱、痧胀等。

湿邪的特点是黏腻重浊，易于壅滞不去。治疗应选用芳香化湿药，同时宜配宣气和中药，酌配苦温燥湿或淡渗通利之品。若湿与热并存者，应与清热药同用；湿与寒并存者，应与祛寒药同用。

湿之为病，与脾、肺、肾三脏功能的盛衰关系密切。脾虚不运、水湿内停者，还应配以健脾药；肺失通调水道者，应配宣肺药；肾阳虚损不能蒸化水湿者，应配温肾药。

本类药物性多辛温，对阴虚血燥及气虚者应慎用。

01 藿香

本品为唇形科植物藿香的茎叶。

【处方用名】藿香、广藿香。

【性味归经】性微温，味辛。入肺、脾、胃经。

【功能主治】发表解暑，和中化湿，理气止呕。本品芳香而不燥烈，辛温而不燥热，既能温中快气醒脾胃，又能发表解暑，辟秽化浊，长于治脾胃湿浊吐逆，为四时外感风寒、暑湿及脾胃湿滞的胸腹满闷、腹痛吐泻、胃纳不佳、苔腻、身倦的常用药。

【用量用法】一般用量 5～10 克，鲜品加倍，水煎服。

⊙ 常用单方 ⊙

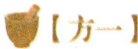【方一】

藿香适量。

【用法】洗净，煎汤，时时噙漱。

【功能主治】香口去臭。主治口臭。

【来源】《摘元方》

【方二】

藿香适量。

【用法】入枯矾少许为末，搽牙根上。

【功能主治】化浊消肿。主治小儿牙疳溃烂出脓血，口臭，嘴肿。

【来源】《滇南本草》

【方三】

藿香叶 500 克。

【用法】取上药，碾成细粉，过 120 目筛。另取新鲜猪胆 150 克，取浓缩成浸膏 50 克。将藿香叶粉和猪胆汁浸膏混匀，再加蜂蜜适量，制成绿豆大小丸剂，备用。每次 10 克，每天 2～3 次，温水送服。可配合 1% 的麻黄素液或 20% 的鱼腥草液滴鼻，每天 3～4 次，10 天为 1 个疗程。

【功能主治】清热解毒，疏通鼻窍。主治鼻窦炎，包括额窦炎、副

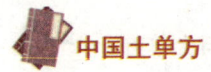
鼻窦炎，或伴有鼻息肉、鼻中隔偏曲、结节、上颌窦囊肿等。

【疗效】据周协和报道，应用本方治疗150例，肺经风热型50例中，好转4例，无效46例；胆经郁热型50例中，痊愈15例，好转30例，无效5例；脾肺气虚型50例中，好转14例，无效36例。

【来源】湖南中医学院学报，1984（2）：38

02 佩兰

本品为菊科植物兰草的全草。

【处方用名】佩兰、佩兰叶、佩兰梗、鲜佩兰、省头草。

【性味归经】性平，味辛。入肺、脾经。

【功能主治】清暑化湿，和中开胃。本品辛平芳香，既能表散暑邪，又能宣化湿浊。常用于暑湿寒热、胸闷头胀、身重等症，尤善于治湿浊困脾而致的胃纳不佳、口甘、舌垢黏腻、口臭等症。

【用量用法】一般用量5~10克，鲜品加倍，水煎服。

◎ 常用单方 ◎

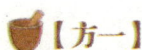 【方一】

鲜佩兰500克。

【用法】取上药，洗净切碎，放入蒸馏瓶中，加水约2000毫升，加热，收集蒸汽，制成药液≤1000毫升，备用。每天120毫升，分2次温热服，小儿酌减。

【功能主治】化湿浊，止头痛。主治神经性头痛属痰浊上扰型。表现为头痛如炸、头重如裹、舌苔白腻等。

【来源】《中华药海》

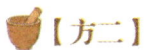【方二】

佩兰适量。

【用法】根据患儿年龄大小取上药，1～3岁用30克，3～5岁用45克，5岁以上酌增。水煎2次分服，每天1剂。

【功能主治】祛痰止咳。主治百日咳。

【疗效】据中国人民解放军484部队医院报道，应用本方治疗330例，均获痊愈。

【来源】《全国中草药新医疗法展览会资料选编》（北京）

03 厚朴

本品为木兰科植物厚朴的树皮和根皮。

【处方用名】厚朴、川朴、川厚朴。

【性味归经】性温，味苦、辛。入肺、胃、大肠经。

【功能主治】燥湿消痰，下气散满。本品辛温燥湿散结，苦能下气行滞。以行气滞、散实满、燥湿除胀为长。多用于食积气滞、胸腹胀满、大便燥结、呕吐泻痢。取其燥湿消痰作用，可治痰饮喘咳。

【用量用法】一般用量3～10克，水煎服；亦可入丸、散剂。

⊙ 常用单方 ⊙

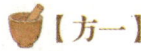【方一】

厚朴适量。

【用法】厚朴火上炙令干，又蘸姜汁炙，直待焦黑为度，捣筛如面。以陈米饮调下二钱匕，日三服。

【功能主治】行气除胀。主治久患气胀心闷，饮食不得，因食不调，冷热相击，致令心腹胀满。

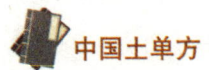

【来源】《斗门方》

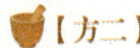【方二】

厚朴适量。

【用法】取上药，研为细末。每次3克，每天2~3次，口服。

【功能主治】燥湿止痢。主治细菌性痢疾、急性肠炎属湿热内蕴型。症见腹痛、腹泻，或有里急后重、下痢赤白脓血，可伴有发热等。

【疗效】据哈尔滨医科大学报道，应用本方治疗菌痢与肠炎均有效。

【来源】中西医结合研究论文集，1961（2）：112

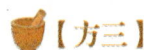【方三】

厚朴适量。

【用法】取上药，研为细粉，每20克药粉加凡士林100克调匀，即成25%的软膏。涂敷患处，纱布覆盖，胶布固定，每天1次。

【功能主治】消肿止痛。主治外科疖肿伴有发热者。

【疗效】据南京药学院记载，应用本方治疗本病有效。

【来源】《中草药学》

04 苍术

本品为菊科植物苍术的根茎。

【处方用名】苍术、茅术、茅苍术。

【性味归经】性温，味辛、苦。入脾、胃经。

【功能主治】健脾燥湿，祛风明目。本品辛温发散，能解风寒之邪；苦温燥湿，能健脾化浊；芳香辟浊，能驱四时不正之气。对寒湿外郁经络的风寒湿痹、湿浊内困脾胃的胸腹胀满、泄泻等，都有疗效。此外有明目功用，可治夜盲。

【用量用法】一般用量5~10克，水煎服。

⊙ 常用单方 ⊙

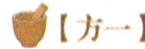【方一】

苍术适量。

【用法】水煎，取浓汁熬膏。

【功能主治】化湿止痛。主治湿气身痛。

【来源】《简便单方》

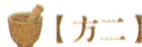【方二】

大苍术1枚。

【用法】切作两片，于中穴一孔，入盐实之，湿纸裹，烧存性，取出研细，以此揩之，去风涎即愈，以盐汤漱口。

【功能主治】祛风消肿。主治牙床风肿。

【来源】《普济方》苍术散

【方三】

茅苍术20克。

【用法】泡茶饮服，每日1剂。

【功能主治】芳香醒脾，升清除湿。主治胃下垂属湿阻中焦者，症见食后腹胀加剧，平卧减轻，恶心，嗳气，胃痛，体型瘦长，可伴有眩晕、乏力、心悸等。

【疗效】据朱良春报道，应用本方治疗胃下垂有效，且无伤阴之弊。

【来源】上海中医药杂志，1984（1）：31

05 砂仁

本品为姜科植物缩砂的种子。

【处方用名】砂仁、缩砂仁、阳春砂仁。

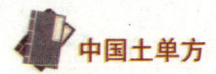

【性味归经】性温，味辛。入脾、胃经。

【功能主治】温中开胃，行气消食，安胎。本品辛温行气宽中，芳香醒脾开胃，为脾胃虚寒气滞之脘腹胀满、食积不消、呕吐、泻痢的常用药。因有理气醒脾疏理气机的作用，故有安胎气的效能。

【用量用法】一般用量 3~6 克，水煎服。

⊙ 常用单方 ⊙

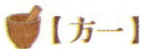【方一】

砂仁适量。

【用法】砂仁炒研，袋盛浸酒，煮饮。

【功能主治】消食和中，下气止心腹痛。主治食滞腹痛。

【来源】《本草纲目》缩砂酒

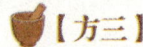【方二】

砂仁适量。

【用法】砂仁捣碎，以萝卜汁浸透，焙干为末。每服一、二钱，食远，沸汤服。

【功能主治】化痰消胀。主治痰气膈胀。

【来源】《简便单方》

【方三】

砂仁适量。

【用法】缩砂不计多少，慢火炒令热透，去皮用仁，捣罗为末。每服二钱，用热酒调下，须臾觉腹中胎动处极热，而胎已安。

【功能主治】安胎。主治妇人妊娠，偶因所触，或坠高伤打，致胎动不安，腹中痛不可忍者。

【来源】孙用和《传家秘宝方》

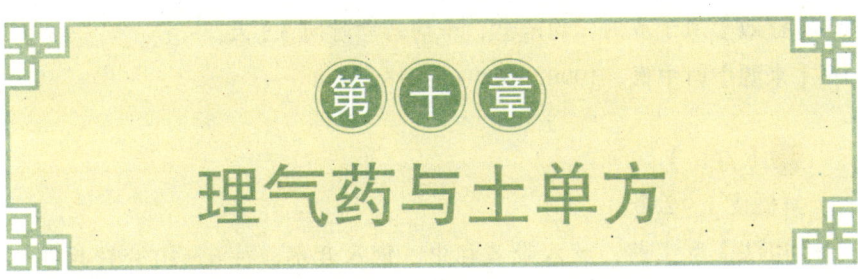

第十章
理气药与土单方

凡以行气止痛，疏理气机为主要功效，用于治疗气滞或气逆证的药物，统称为"理气药"，又称为"行气药"。尚由于药物性能不同，分别具有理气健脾、疏肝解郁、理气宽胸、破气散结等功效。适用于脾胃气滞证、肺气壅滞证、肝气郁滞证。气阴不足者慎用。

01 陈皮

本品为芸香科植物橘的成熟果实的果皮。

【处方用名】陈皮、橘皮、广陈皮、新会皮。

【性味归经】性温，味辛、苦。归脾、肺经。

【功能主治】理气健脾，燥湿化痰，降逆止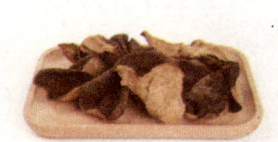
　　　　　　呕。主治脾胃气滞，湿痰证，
　　　　　　寒痰证，呕吐，呃逆等。

【用量用法】一般用量 3～10 克，水煎服。

◉ 常用单方 ◉

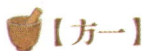【方一】

西洋参 15 克，陈皮 15 克。

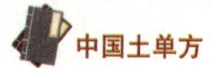
【用法】水煎服。

【功能主治】补气行气。主治胃手术后排空延迟症。

【疗效】用于多例，均治愈，平均治愈时间 3.5 天。

【来源】新中医，1998，30（1）：16

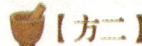**【方二】**

鲜橘皮 1～2 个。

【用法】取上药，放入带盖杯中，倒入开水，待 5～10 分钟后即可饮用。鲜橘皮每天更换一次。如有发热咳浓痰者，可配合使用抗生素。

【功能主治】行气化痰。主治慢性支气管炎（痰湿蕴肺型）。症见咳嗽、咳痰、咳声重浊，痰出咳平，舌苔白腻。

【疗效】共治疗 20 例，其中 12 例单用本品，8 例配合抗生素，轻者当天见效，3 例无效。

【来源】黑龙江中医药，1990（6）：37

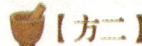**【方三】**

陈皮 70 克。

【用法】取上药，水煎 2 次。早晚分服，每天 1 剂，15 天为 1 个疗程。

【功能主治】行气散结消肿。主治急性乳腺炎。

【疗效】共治疗 45 例，痊愈 38 例，显效 6 例，无效 1 例，总有效率为 98%。

【来源】《中医临床研究》

02 佛手

本品为芸香科植物佛手的干燥果实。

【处方用名】佛手、佛手柑。

【**性味归经**】性温，味辛、苦。归肝、脾、胃、肺经。

【**功能主治**】疏肝解郁，理气和中，燥湿化痰。主治肝郁胁肋胀痛，气滞脘腹胀痛，咳嗽痰多，胸闷胸痛等。

【**用量用法**】一般用量 3~10 克，大剂量可用至 30 克，水煎服。

⊙ 常用单方 ⊙

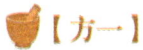【**方一**】

鲜佛手 12~15 克。

【用法】用开水冲泡，代茶饮。

【功能主治】疏肝和胃，理气止痛。主治肝胃气痛。

【来源】《全国中草药汇编》

【**方二**】

佛手 120 克。

【用法】取上药，加水 600 毫升，煎至 300 毫升，每次服 20 毫升，每天 4 次。

【功能主治】疏肝理气，化痰散结。主治痰气交阻之梅核气。症见咽部如有物阻，吞之不下，吐之不出，情绪波动时加重，舌苔薄白或微腻。

【疗效】治疗 120 例，治愈率达 98.3%，疗程 5~21 天。

【来源】时珍国药研究，1994（1）：18

【**方三**】

佛手适量。

【用法】取上药，焙干至黄色，研为细末，每次 9 克，以白酒送服，每天 2 次。

【功能主治】理气和胃止痛。主治胃气痛。

【来源】《滇南本草》

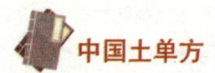

04 香附

本品为莎草科植物香附的根茎。

【处方用名】香附、制香附、醋香附。

【性味归经】性平，味辛、微甘、微苦。归肝、脾、三焦经。

【功能主治】疏肝解郁，调经止痛。主治肝郁气滞证，月经不调，痛经，乳房胀痛等。

【用量用法】一般用量6～10克，水煎服。

☉ 常用单方 ☉

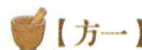 【方一】

香附30克。

【用法】取香附30克，加水300毫升，煎至200毫升，1剂煎2次，两煎兑匀，一次顿服。

【功能主治】行气利水。主治急性膀胱炎。

【疗效】治疗98例，92例在3天内痊愈，6例无效。

【来源】浙江中医，1992，27（2）：82

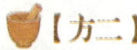 【方二】

生香附（鲜品）80～100克，干品酌减。

【用法】水煎至适量，每日不拘时内服。并嘱患者尽量做到每次排尿入盂，筛洗结石有否排出。服药1个月为1个疗程，治疗3个疗程统计疗效。

【功能主治】行气排石。主治尿路结石。

【疗效】共治疗32例，效果良好。

【来源】浙江中医学院学报，1996，20（4）：23

第十一章
温里药与土单方

以温里、祛寒、止痛为主要功效，用于治疗里寒证的药物，称为"温里药"，又称为"祛寒药"。部分药物兼有行气，降逆，止呕，燥湿，杀虫，止痒等功效。凡脾胃虚寒证，寒凝肝脉证，肾阳亏虚证，心肾阳虚证，肺寒痰饮证，亡阳证，实热证，阴虚火旺证，津血亏虚证者，皆忌用；孕妇慎用。

01 花椒

本品为芸香科落叶灌木或小乔木青椒或花椒的干燥成熟果皮。

【处方用名】花椒、川椒、蜀椒。

【性味归经】性热，味辛。有小毒。归脾、胃、肾经。

【功能主治】温中止痛，杀虫止痒。主治中寒腹痛，虫积腹痛，湿疹，阴痒等。

【用量用法】一般用量3~6克，水煎服。外用适量，煎汤含漱、熏洗或研末调敷。

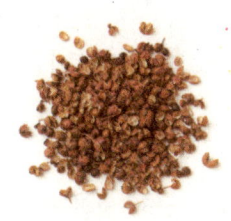

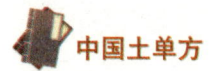

◉ 常用单方 ◉

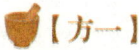【方一】

川椒 40 克。

【用法】取上药，研为粗末，加水 2000 毫升，充分浸泡后，煮沸取滤液。待药液稍凉后，用毛巾蘸药液浸洗患处，每天早晚各 1 次，每次 30 分钟。用药过程中忌用肥皂、热水洗涤沐浴，忌食油腻、辛辣刺激及鱼腥等食物。

【功能主治】消肿止痒。主治漆疮（漆性皮炎）。

【疗效】据林有王报道，采用上法治疗 9 例，分别在 2~5 天内痊愈。

【来源】广西中医药，1981（5）：44

【方二】

花椒 10 克。

【用法】先取香油 30 克放锅内熬热，再投入花椒，炸至变黑、出味后即去花椒。待油温一次服下。

【功能主治】驱蛔止痛。主治儿童蛔虫性肠梗阻。症见腹部绞痛、大便不通、恶心呕吐等，或胆道蛔虫症。

【疗效】据王文亮报道，应用本方治疗胆道蛔虫症 9 例，均获痊愈，无不良反应。

【来源】山东中医杂志，1982（3）：164

【方三】

花椒 30 克。

【用法】取上药，加水 1000 毫升，煮沸 40~50 分钟，过滤。取滤液 25~30 毫升做保留灌肠，每天 1 次，连用 3~4 次。

【功能主治】杀虫止痒。主治蛲虫病。症见肛门瘙痒，大便检查可找到虫卵。

【疗效】据记载，应用本方治疗 108 例，临床症状均消失。粪检 3

次，虫卵皆为阴性。

【来源】《全国中草药新医疗法展览会资料选编》（传染病）

02 肉桂

本品为樟科常绿乔木肉桂的干燥树皮。

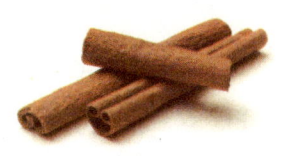

【处方用名】肉桂、官桂、板桂、桂心。

【性味归经】性热，味辛、甘。入肝、肾经。

【功能主治】温阳助火，散寒止痛。本品辛甘
而热，补肾火，温脾胃，且可
通脉散寒止痛。对肾阳不足而致的虚阳上浮、上热下寒者，
有引火归元的功效。古有"入阳药即汗散，入血分即温行，
入泄药即渗利，入气分即透散"之说。常用于肾阳不足的
腰膝酸楚、肢冷、阳痿、虚寒腹痛、腰痛、疝痛、痛经及
阴疽不溃或已溃而脓出不畅等症。

【用量用法】一般用量2～5克，水煎服。

⊙ 常用单方 ⊙

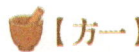【方一】

肉桂适量。

【用法】取上药，研为细末，装入瓶内密封备用。每次3克，用开
水冲服，每天3次。症状减轻后改为每次2克，每天3次，连服3周为
1个疗程。如同时配合肾气丸内服，则效果更佳。

【功能主治】温肾纳气，止咳化痰。主治老年性慢性支气管炎属肾
阳虚者。症见咳嗽痰多、色白，气急作喘，动则更甚，畏寒怕冷，口不
渴，或伴腰膝冷痛、舌淡苔白、脉沉迟细弱等。

【疗效】据刘济群报道，应用本方治疗。肾阳虚型患者多例有良

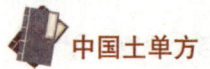

效，均于 2 周内痊愈。

【来源】陕西中医，1983，4（1）：48

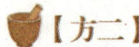【方二】

肉桂 100 克。

【用法】取上药，研为细末，装入瓶内密封备用。用时每次取药末 10 克，醋调至糊饼状，每晚临睡前贴敷于双侧涌泉穴，胶布固定，第 2 天早晨取下。

【功能主治】温肾暖脾摄津。主治小儿流涎属脾阳虚者。

【疗效】据兰茂璞报道，应用本方治疗 6 例，均收到满意疗效。一般连敷 3～5 次可告愈。

【来源】中医杂志，1983（8）：78

【方三】

肉桂 250 克。

【用法】取上药，研为细末，装入瓶内密封备用。每次 5 克，每天 2 次，口服，连服 3 周为 1 个疗程。

【功能主治】温肾壮阳，散寒止痛。主治腰痛属肾阳虚者。症见腰部冷痛，得温则舒，得寒加重，活动不利，舌淡苔白。

【疗效】据周广明报道，应用本方治疗 102 例，包括风湿性脊柱炎 35 例，类风湿性脊柱炎 5 例，腰肌劳损 55 例，原因不明者 7 例。治愈 47 例，显效 39 例，有效 14 例，无效 2 例。

【来源】中西医结合杂志，1984，4（2）：115

03 丁香

本品为桃金娘科常绿乔木丁香的花蕾及果实。

【处方用名】丁香、公丁香。

【性味归经】性温，味辛。入脾、肺、胃、肾经。

【功能主治】温中降逆，助阳散寒。本品辛散温通，能暖脾胃、快气机而散寒止痛，并能降浊气之上逆，为止虚寒呃逆的要药。多用于止呃逆、虚寒腹痛及呕吐泄泻，且有温肾助阳的功效，可用于阳痿、女子阴中寒冷及虚寒腰痛等。

【用量用法】一般 1~3 克，水煎服；或入丸、散剂。外用适量。

⊙ 常用单方 ⊙

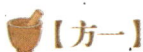【方一】

公丁香 1 克（10~15 粒）。

【用法】取上药，细嚼，嚼时有大量唾液分泌，切勿将其吐出，要徐徐咽下，待药味尽，将口内剩余药渣吞下。30 分钟如不止，可连用 3 次。

【功能主治】温中散寒，降逆止呃。主治呃逆。

【疗效】据张崇尧报道，应用本方治疗 238 例，全部有效。其中立效者 230 例，30 分钟以上呃止者 8 例。

【来源】山东中医杂志，1980（4）：53

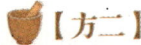【方二】

母丁香适量。

【用法】取上药，研为极细末，过 100 目筛，装瓶密封备用。用时取药末适量，填满脐窝，用敷料覆盖，外加胶布固定，2 天换药 1 次，一般 4~6 次即可见效。注意卧床休息。

【功能主治】温经通络，行气止痛。主治小儿疝气疼痛。

【疗效】据徐来恩报道，应用本方治疗 32 例，痊愈 23 例，有效 7 例，无效 2 例。

【来源】陕西中医，1986，7（9）：412

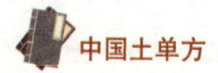

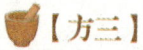【方三】

母丁香40克。

【用法】取上药，研为细末，过筛，制成粉末，装瓶密封备用。用时取药末适量填满脐窝（高于皮肤0.2厘米），敷料覆盖，外加胶布"十"字固定，每2天换药1次，20天为1个疗程，间隔5～10天行第2个疗程。如因用药引起脐周湿疹，停药后即可消失。

【功能主治】温经通络，消肿止痛。主治小儿睾丸鞘膜积液。

【疗效】据索寿臣报道，应用本方治疗243例，痊愈148例，显效72例，有效20例，无效3例，总有效率达98.8%。

【来源】陕西中医，1986，7（9）：412

04 吴茱萸

本品为芸香科落叶乔木吴茱萸的果实。

【处方用名】吴茱萸、炙茱萸、炒茱萸、盐炒茱萸等。

【性味归经】性大热，味辛、苦。有小毒。入脾、胃、肝、肾经。

【功能主治】温中散寒止痛，舒肝下气止呕。本品辛开苦降，性偏燥烈，既温胃暖肝，又能开郁结、降寒浊上逆，为散寒止呕、止痛的常用药，可用于治胃痛、腹痛、疝气、呕吐、泄泻、反酸等症。

【用量用法】一般用量1.5～6克，水煎服。外用适量。

◎ 常用单方 ◎

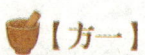【方一】

吴茱萸20克。

【用法】取上药，研细，加米醋适量调成糊状，敷脐部，胶布固定，24小时取下。

【功能主治】温中止泻。主治婴幼儿泄泻。

【疗效】据严凤山报道，应用本方治疗婴幼儿泄泻96例，1次治愈37例，2次治愈51例，3次治愈5例，好转3例，有效率为100％。

【来源】陕西中医，1987，8（10）：46

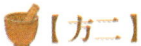【方二】

吴茱萸60~90克。

【用法】取上药，入锅炒烫；取生姜30克捣烂取汁，涂患者腹部。用纱布包裹炒热的吴茱萸，从右下腹至上腹，再至左上腹，反复热敷，每次约30分钟，每天2~3次。

【功能主治】行气止痛。主治肠粘连。

【疗效】据许祥勃报道，应用本方治疗100例，显效（腹痛完全消失，饮食、排便恢复正常）76例，好转（腹痛基本消失，肛门排气，能正常进食）18例，无效6例。

【来源】广州医药，1993，24（4）：2

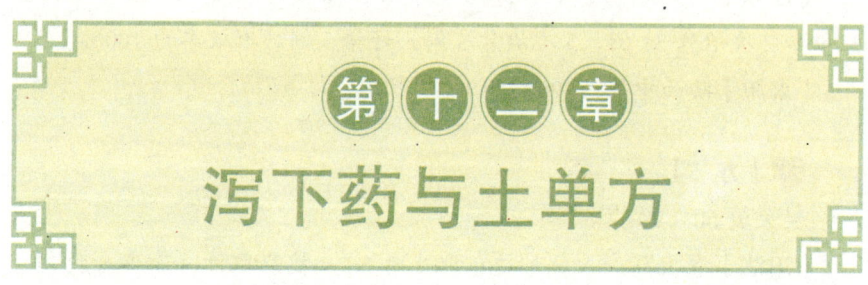

第十二章 泻下药与土单方

泻下药是以导致腹泻或滑润大肠、促进排便或排除胸腹积水为主要作用的药物。分攻下、润下、峻下逐水3类。攻下和峻下逐水药通用于里实证，润下药适用于体质素为阴虚火旺或热病伤津、产后血虚、老年津枯以及亡血病所致的大便秘结者。

里实证因寒热性质的不同，分冷积、热结两大类。冷积多以温下法治疗，热结应以寒下法治疗；病急实甚者应峻下；病缓实不甚者应缓下；体虚挟有里实者，应攻补兼施；有表证未解者，应表里双解；兼有气滞者，应配理气药；有血瘀者，应配活血祛瘀药。

本类药物除润下药外，均为性峻力猛之品，故对血虚津亏、体弱、产妇、孕妇、女子经期等必用时应小量或佐以扶正药。无实满者忌用。

❖ 一、攻下药与土单方 ❖

01 芦荟

本品为多年生草本库拉索芦荟或好望角芦荟、斑纹芦荟的叶茎。

【处方用名】芦荟。

【性味归经】性寒，味苦。入肝、胃、大肠经。

【功能主治】通便导积，凉肝，杀虫。本品苦寒降泻，导积泻下之力显著，常用于习惯性便秘。泻下可除肝经实火，达"釜底抽薪"之功效。热风烦闷、大便秘结、小儿癫痫、惊风以及疳积等症，均为宜用之品。

【用量用法】缓泻 0.3 ~ 0.6 克，峻下 0.9 ~ 1.5 克，内服 1 ~ 2 克，宜入丸剂，不入汤剂。外用适量，研敷患处。

☉ 常用单方 ☉

鲜芦荟叶适量。

【用法】取上药，洗净榨取汁，加入普通膏剂化妆品中（浓度为 5% ~ 7%）。使用时按一般化妆品用法涂擦，但用量宜稍多。轻者每天 1 次，中度者每天早晚各 1 次，重度者每天早、中、晚各 1 次。

【功能主治】清热美容。主治青年痤疮。

【疗效】据王啸天报道，应用本方治疗 140 例，显效（皮疹全部消退）82 例，有效 54 例，无效 4 例。对伴有脓头、红肿或有脓性分泌物者疗效为佳。

【来源】辽宁中医杂志，1987，11（9）：27

02 大黄

本品有为蓼科植物掌叶大黄及药大黄的根茎。

【处方用名】大黄、川军、锦纹、酒大黄、大黄炭。

【性味归经】性寒，味苦。入脾、胃、肝、心包、大肠经。

【功能主治】泻火通便，破积行瘀，外用消肿止痛。本品苦寒，其性重浊，主沉降，力猛善行。长于荡涤肠胃实热积滞，为泻火攻积的要药，并能入血分，逐瘀通经，泻热凉血。常用于

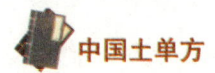

肠胃实热积滞或宿食停滞所致的腹满胀痛、大便不通或湿热痢疾；或因实热过盛，而致壮热不退、神昏谵语；或因实热迫血妄行，而致吐血衄血；或因实热火毒所致的痈疮肿痛、烫火伤及头痛目赤、暴发火眼、喉肿牙痛等；或因实热而致的黄疸水肿。此外，又用于妇女瘀血经闭、产后瘀阻、癥瘕积聚，以及跌打损伤、瘀血胀痛等症。

【用量用法】一般用量 5～10 克，水煎服。

◉ 常用单方 ◉

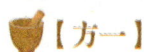【方一】

生大黄适量。

【用法】取上药，烘干，研为细末，备用。临用时以醋调匀（小儿可将醋稀释后用），外敷患处，每天或隔天清洗后更换。

【功能主治】清热解毒。主治甲沟炎。

【疗效】据李国仁报道，应用本方治疗 15 例，经 1～3 周治愈 14 例，无效 1 例。

【来源】新医药学杂志，1979（2）：10

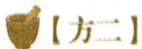【方二】

生大黄 30 克。

【用法】取上药，加水 200 毫升，煎沸，做保留灌肠，每天上午、下午各 1 次，疗程为 5～7 天。

【功能主治】清热解毒，散瘀泄浊。主治肾功能衰竭。

【疗效】据钱华平等报道，应用本方治疗 5 例，症状改善，尿量增多，神志清楚，而且血中非蛋白氮、肌酐、尿素氮均有下降。

【来源】中医杂志，1980（11）：18

03 芒硝

本品为天然硫酸钠经过加工精制而成的结晶体。

【处方用名】芒硝、朴硝、玄明粉、皮硝。

【性味归经】性寒，味辛、咸、苦。入胃、大肠、三焦经。

【功能主治】泻热导滞，润燥软坚。本品气寒味咸，润下软坚，味苦降泄，泻热通便。适用于肠胃实热积滞所致的大便秘结、谵语发狂等症。取其泻热解毒作用，可外用治目赤肿痛、痈疮肿毒、咽喉及口腔肿痛糜烂等症。

【用量用法】一般用量 10 ~ 15 克，冲入药汁内或开水溶化后服用，不入煎剂。

◉ 常用单方 ◉

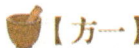【方一】

芒硝 30 ~ 60 克。

【用法】取上药，用布包好。外敷腹部。

【功能主治】清热消积。主治小儿食积。

【疗效】据夏治平报道，应用本方治疗本病 10 余例，效果良好。

【来源】广西中医药，1984，7（4）：36

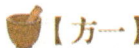【方二】

朴硝 500 克。

【用法】取上药，用开水 750 毫升溶化，待温度降至 20 ~ 30℃时洗浴，每天 1 次。

【功能主治】清热止痒。主治慢性湿疹、疥疮等皮肤瘙痒症。

【疗效】据徐初建报道，应用本方治疗 41 例，取得较好效果。一般 2 次即可见效，重者亦可与活血祛风药水煎内服，效果更好。

【来源】四川中医，1985，3（8）：43

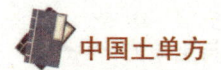

04 番泻叶

本品为豆科植物狭叶番泻或尖叶番泻的小叶。

【处方用名】番泻叶、泻叶。

【性味归经】性寒，味苦。入大肠经。

【功能主治】泻热导滞。本品苦寒，苦可泻下，寒可清热，其专入大肠经，故为通便专用之品，是热结便秘、积滞腹胀的常用药。

【用量用法】一般用量2~6克，后下或以开水泡服。

⊙ 常用单方 ⊙

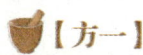【方一】

番泻叶9克。

【用法】取上药，冲开水约150毫升，经3~5分钟，弃渣，1次服下。如便秘时间过久，隔10分钟将药渣再泡服1次。

【功能主治】泻下通便。主治产褥期便秘。

【疗效】据高鸿篯报道，应用本方治疗100例，多数病人服1次即可见效。服药后少数人有轻度下腹疼痛，未见乳汁减少、恶露增多或全身不适等不良影响；且通便后子宫复旧良好，恶露减少。但平素脾胃虚弱者不宜服用。

【来源】中医杂志，1966（5）：32

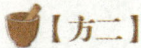【方二】

番泻叶10~15克。

【用法】取上药，用白开水200毫升冲泡服，每天2~3次。病重者除口服外，再以上药泡水取汁保留灌肠，每天1~2次。

【功能主治】通腑泄热，消炎止痛。主治急性胰腺炎。

【疗效】据张健报道，应用本方治疗130例，全部治愈。平均住院4.8天，腹痛缓解平均2.1天，体温恢复正常平均1.8天，尿淀粉酶测定恢复正常平均 3.1 天。

【来源】福建中医药，1983（3）：32

❈ 二、峻下逐水药与土单方 ❈

01 牵牛子

本品为旋花科植物裂叶牵牛及圆叶牵牛的成熟种子。

【处方用名】牵牛子、两丑、黑丑、白丑。

【性味归经】性寒，味苦。有毒。入肺、肾、大肠经。

【功能主治】泻下，利水，杀虫。本品苦寒降泄，通便行水，且有下气去积杀虫的功效。为水肿痰饮、喘满腹胀、三焦气滞、二便不利的常用药。取其杀虫、下气去积作用，可治虫积腹痛。

【用量用法】一般用量 3~9 克，水煎服；入丸、散剂，每次 1.5~3 克。

⊙ 常用单方 ⊙

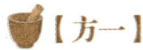【方一】

黑白丑各适量。

【用法】取黑白丑各等份，炒熟，研成粉末，用鸡蛋 1 个加油煎至将成块时，把药粉撒在蛋上，于早上空腹服用，成人每次服 3~4.5 克，小儿酌减，每隔 3 天服 1 次，严重者可服 3 次。

【功能主治】泻下驱虫。主治蛲虫病。

【疗效】据杨子元报道，应用本方治疗 41 例，全部治愈，一般 2 次即可。

【来源】新中医，1977（1）：47

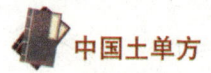

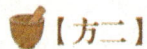【方二】

牵牛子 10 克。

【用法】取上药，研成细粉，加入面粉 100 克（二者比例为 1∶10），烙成薄饼。空腹 1 次食尽，半月后重复 1 次。儿童用量减半。

【功能主治】泻下驱虫。主治蛲虫病。

【疗效】据王云翔报道，应用本方治疗 35 例，经治 1 次后症状全部消失，随访 3~6 个月，只有 2 例复发（估计与再次感染虫卵有关）。

【来源】新中医，1988（1）：6

02 甘遂

本品为大戟科植物甘遂的根。

【处方用名】甘遂、醋甘遂。

【性味归经】性寒，味苦。有毒。入肺、脾、肾经。

【功能主治】泻水逐饮，消肿散结。本品苦能降泄，寒能除热，其性下行而通二便，为泻水逐痰的峻药，尤长于泻胸腹积水。常用于水肿胀满、痰饮积聚、痰迷，痰痫等症。此外，尚有消肿散结之功，可疗痈肿疮毒。

【用量用法】一般用量 0.5~1 克，入丸、散剂。

◉ 常用单方 ◉

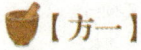【方一】

生甘遂适量。

【用法】取上药，研末。每次 1.5~2 克，口服，连续服用 7~20 天。

【功能主治】逐饮消肿。主治胸腔积液。

【疗效】据郑平报道，应用本方治疗 18 例，获得满意疗效。

【来源】中药通报，1987（5）：7

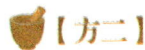**【方二】**

甘遂适量。

【用法】取上药，研为细粉。吞服，每次 2 克，每 3～4 小时服 1 次。可同时配合纠正水电解质紊乱，抗菌消炎，解痉止痛。

【功能主治】泻下通便，通腑散结。主治麻痹性肠梗阻、机械性肠梗阻、蛔虫性肠梗阻、粘连性肠梗阻。

【疗效】据张漠瑞报道，应用本方治疗各种肠梗阻 10 例，均获得较好效果。

【来源】浙江中医杂志，1990（2）：78

【方三】

生甘遂 50 克。

【用法】取上药，研为细末。再取鸡蛋 20 枚，煮熟去壳，用竹筷子将蛋戳洞穿透，然后将甘遂与鸡蛋放入水中同煮 15 分钟，弃去药汤、药渣。每次进食鸡蛋 1 个，每天 2 次。

【功能主治】消肿散结。主治慢性淋巴结炎。

【疗效】据张建如报道，应用本方治疗 21 例，治愈 16 例，好转 4 例，无效 1 例。

【来源】辽宁中医杂志，1990（10）：32

03 巴豆

本品为大戟科常绿小乔木巴豆树的成熟种子。

【处方用名】巴豆、巴豆霜。

【性味归经】性热，味辛。有毒。入胃、大肠经。

【功能主治】峻下寒积，逐水消肿。本品辛温燥烈，能消坚磨积，荡涤肠胃积滞，有除寒实冷积之功。取其峻泻为用，有逐水消

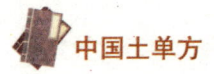

肿之效。可治胃肠寒积、脘腹胀痛、大便秘结，以及痰饮、腹水胀满不通等症。

【用量用法】 入丸、散剂，每次 0.1~0.3 克；不入汤剂。外用适量。

⊙ 常用单方 ⊙

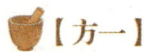【方一】

巴豆仁适量。

【用法】 取上药，切碎，置胶囊内。每次服 100 毫克，小儿酌减，每 4~5 小时用药 1 次，至畅泻为度，每 24 小时不超过 400 毫克。

【功能主治】 驱蛔利胆。主治胆绞痛、胆道蛔虫症。

【疗效】 据武汉医学院第二附属医院中西医结合治疗急腹症小组报道，应用本方治疗胆绞痛 100 例（其中胆系感染 82 例，胆石症 18 例）、胆道蛔虫症 55 例，均获满意疗效。

【来源】 新医药学杂志，1977（2）：18

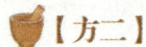【方二】

巴豆仁 60 克。

【用法】 取上药及猪脚 1 对，小儿及体弱者减半，共放大容器内加水炖至猪脚熟烂，去巴豆仁和骨，不加盐，每天分 2 次空腹服。如未愈，每隔 1 周再服 1 次，可连服 20 剂。

【功能主治】 消炎止痛。主治骨髓炎、骨结核、多发性脓肿。

【疗效】 据文章报道，应用本方治疗 23 例，痊愈 17 例，好转 5 例，无效 1 例。服药后每天腹泻次数少于 8 次而全身情况尚好者，属服药正常反应，不必处理。

【来源】 湖南医药杂志，1979（1）：39